BARBARA MAYR

PILATES

ALLEIN ZU HAUSE

Für Anfänger

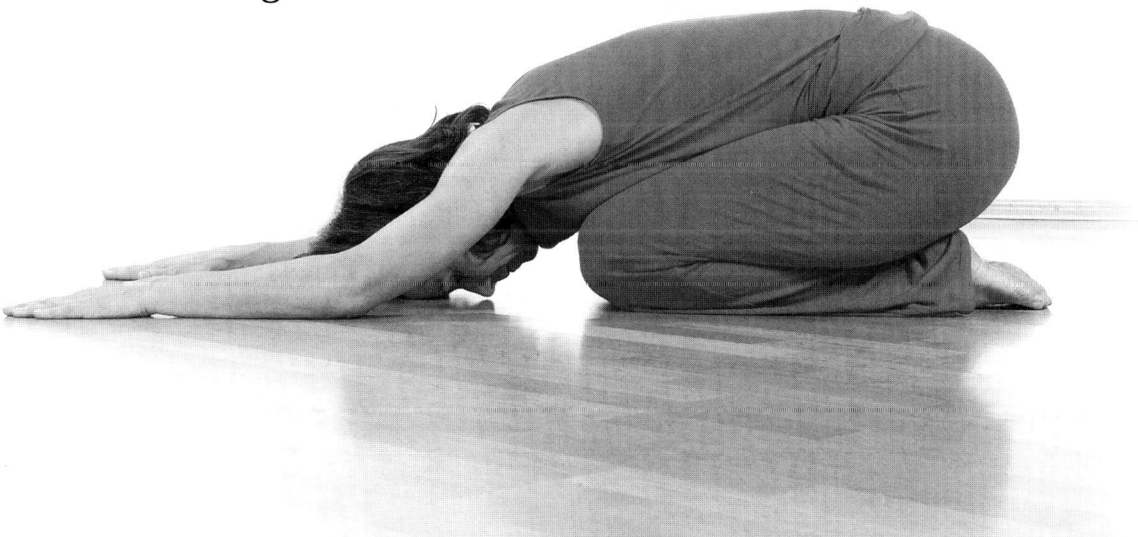

UEBERREUTER

Impressum

ISBN 3-8000-7028-6

Covergestaltung: Martin Gubo
Layout: Claudia Hofer

Printed in Austria
18 17 16 15 14 13 12

Ueberreuter im Internet: www.ueberreuter.at

Inhalt

Vorwort

Nach der Pilates-Methode zu trainieren kann Ihre Gesundheit fördern. Mit Pilates ist es möglich, Heilungsprozesse zu unterstützen.

Worin liegt das Innovative bei dieser Trainings-Methode? Einerseits wird mit Pilates die tief liegende Haltungsmuskulatur trainiert, andererseits werden bei den Übungen Kopf und Körper gleichermaßen beansprucht und das Ganze noch mit bewusster Atmung kombiniert.

Erstaunlich sind die Ergebnisse, die man mit Pilates-Training erzielen kann. Besonders hervorzuheben ist die Effizienz der Methode in der Prävention. Es werden stressbedingte Verspannungen abgebaut, Bewegungen werden ruhiger und gezielter, was Verletzungen durch unkontrolliertes Bewegen einschränkt. Menschen, die nach der Pilates-Methode trainieren, leiden viel seltener unter berufsbedingten Rücken- und Haltungsproblemen und sind meist ausgeglichener.

Es gibt zwar mittlerweile schon eine ganze Reihe von Pilates-Büchern auf dem Markt, doch das Besondere in diesem Fall ist, dass jeder, auch der, der noch nie etwas von dieser Methode gehört hat, sich eine sichere Anleitung mittels Buch und CD holen kann.

Ich möchte Ihnen viel Erfolg und viel Freude beim Erlernen einer neuen Trainingsmethode wünschen und bin mir sicher, dass Sie erstaunt sein werden, wie sehr sich Ihr Körper und Ihre Leistungsfähigkeit verändern.

Dr. med. univ. Barbara Waldenberger-Steidl

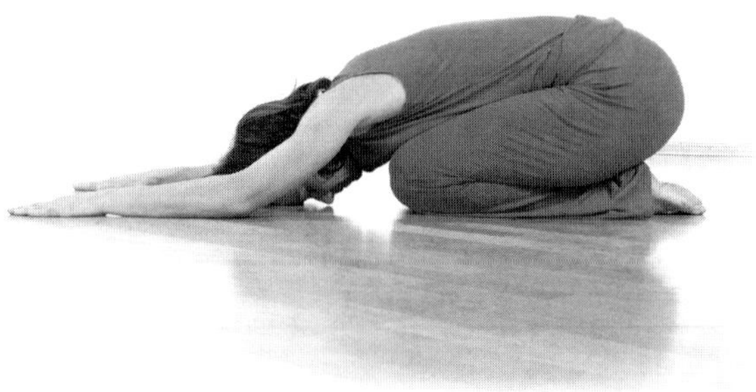

Warum...

...dieses Buch geschrieben wurde

»Nach 10 Stunden fühlen Sie sich besser. Nach 20 Stunden sehen Sie besser aus. Nach 30 Stunden haben Sie einen neuen Körper.«
Joseph H. Pilates

Diesen Ausspruch tat Pilates vor mehr als 50 Jahren. »Pilates« ist die Antwort der blonden Nymphomanin im 21. Jahrhundert in der Fernsehserie »Sex and the City«, die von ihrem begeisterten Liebhaber auf ihren Körper angesprochen wird. Die erfolgreichste Sängerin in der Welt singt im Jahr 2003 »I do Yoga and Pilates«. Madonna auf ihrer CD »American Dream« zum Thema Lebensfreude. Und vermehrt wird Pilates von Ärzten, Ostheopathen und Physiotherapeuten ergänzend empfohlen, um Beschwerden loszuwerden.

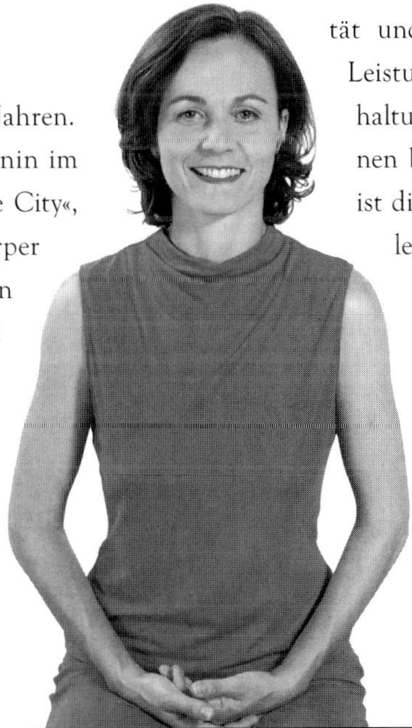

Bevor Sie nach der Pilates-Methode zu trainieren beginnen, nehmen Sie den oben angeführten Ausspruch ernst und dokumentieren Sie Ihr Aussehen mit einem Foto, damit werden Sie sehen, wie sehr Sie sich nach 30 Stunden Pilates verändert haben.

Das Wiedererlernen der natürlichen Beweglichkeit schafft Lebensfreude. Bessere Haltung steigert die Attraktivität und das Selbstwertgefühl. Das Training bringt Leistungssteigerung; auch beim Sex. Und fast alle haltungsbedingten Beschwerden und Schmerzen können beseitigt werden. Das Innovative dieses Buches ist die Kombination mit der akustischen Übungsanleitung auf Audio-CD. Pilates-Anfänger können durch diese Kombination von Sehen, Hören und eigenem Tun, diese großartige Methode effizient lernen. Viel Erfolg und alles Gute.

BARBARA MAYR

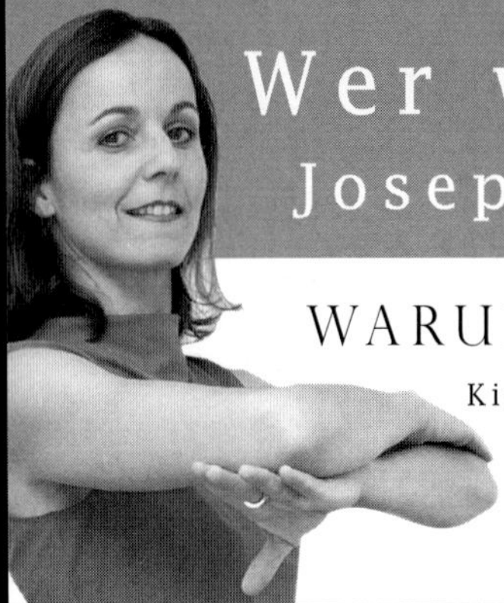

Wer war Joseph H. Pilates?

WARUM die Methode nichts mit der Kirche zu tun hat. Was Sie schon immer über Joseph H. Pilates wissen wollten!

Joseph Hubertus Pilates wurde 1880 in Düsseldorf geboren. Um seine ursprünglich schwächliche Konstitution zu verbessern, beschäftigte er sich bereits als Kind so intensiv mit fernöstlichen und europäischen Trainingsmethoden, dass er mit 14 Jahren als Modell für Anatomietafeln Geld verdiente. Dieser Erfolg motivierte ihn, bis Mitte des Jahres 1900 seine Methode zum Training der natürlichen Gesundheit zu entwickeln.

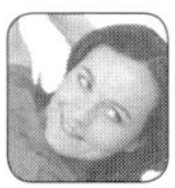

Gut proportionierte Körper, wenn wir von käuflichen Proportionen absehen, animieren zu Zuneigung und Akzeptanz.

Trainer und Krankenpfleger

Im Jahr 1912 zog er nach England, wo er sein Einkommen unter anderem mit Selbstverteidigungskursen für Detektive verdiente. In einem englischen Internierungslager für Kriegsgefangene half er bei der Rehabilitation verletzter Soldaten. Dazu baute er aus Bettfedern, die nicht mehr funktionstauglich waren, seine ersten Trainingsgeräte.

Pazifist und Emigrant

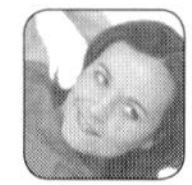

Pilates war ein Vordenker der Recycling-Idee: Erhaltenswertes nicht vergeuden, z. B. Ihren Körper.

Nach dem Ersten Weltkrieg übersiedelte er nach Hamburg, wo er als Lehrer in einer Polizeischule arbeitete. 1926 wanderte er nach Amerika aus, da er einer Aufforderung, Eliteeinheiten der Armee zu trainieren, nicht nachkommen wollte.

Aufstieg in der Wirtschaftskrise

In New York eröffnete er gemeinsam mit seiner Frau Clara sein erstes Studio in einer alten Fabrikhalle. Wegen der außerordentlichen Effizienz seiner Trainingsmethode hatte er rasch enormen Zuspruch von Leistungssportlern und Schauspielern. Prominente Künstler wie Martha Graham trainierten bei ihm.

In den frühen 30er-Jahren begann er die Erfolge seiner Methode systematisch zu dokumentieren, indem er seine Kunden vor der ersten und nach der 30. Trainingsstunde fotografierte. Sein viel zitierter Ausspruch »Nach 30 Stunden haben Sie einen neuen Körper« stammt aus dieser Zeit. Mit 54 Jahren begann Pilates seine Erkenntnisse schriftlich festzuhalten. In »Your Health« formulierte er die Eckpunkte zu seiner Trainingsmethode.

Erfolgstrainer und Rebell

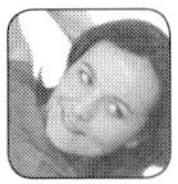

Schmerzhafte Fehlhaltungen: Wir brauchen scheinbar diese Rückbesinnung auf die funktionellen Gegebenheiten unseres Körpers, um unsere hektische Zeit zu bewältigen.

Er war erfolgreich und er provozierte. Mit Aussagen wie: »Millionen von Dollars werden unsinnig für traditionelle Turngeräte vergeudet. Dieses Geld sollte in die Ausbildung tatsächlich vorbildhafter Lehrer investiert werden« schaffte er sich viele Gegner. Das war wohl auch der Grund dafür, weshalb so viel Zeit verstrich, bis sich seine Methode in Amerika durchsetzte. Heute zeigt sich, wie visionär seine Einsichten waren. Etwa: »Wir werden immer schneller. Unsere Lebensweise ist dynamisch und materiell orientiert. Wir verlieren zunehmend die Balance zwischen mentaler und körperlicher Gesundheit. Stress, unnatürliche Bewegungs- und Lebensgewohnheiten führen zu Fehlhaltungen sowie vermeidbaren Schmerzen. Fitness- und Wellnesssportarten wirken auf dieser Basis nur kurzfristig und scheinbar. Meistens sind sie mittelfristig sogar kontraproduktiv!«

Natürliche Gesundheit

Pilates definierte natürliche Gesundheit als die Balance von geistiger und körperlicher Gesundheit. Er verstand darunter eine natürliche Regelmäßigkeit von Bewegung, Entspannung und Konzentration. Er forderte, dass dieses Gleichgewicht mit der gleichen Intensität angestrebt werden müsse wie materielle Ziele. Ebenso wichtig waren ihm richtiges Atmen und die Fähigkeit, den eigenen Körper wahrzunehmen.

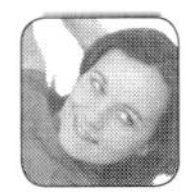

Wirtschaftliches Weiterkommen mit einem gequälten Körper macht keinen Spaß.

Pilates entwickelte auf dieser Basis in erster Linie Bodenübungen, die ohne Hilfsmittel an jedem Ort trainiert werden können.

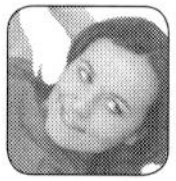

Trainieren Sie im Bett! Mit der Pilates-Methode bekommt dieser Ort einen besseren Stellenwert.

Für das Training nach Verletzungen entwickelte er Geräte mit leichten Metallfedern, mit deren Hilfe das natürliche Muskelgleichgewicht wiederhergestellt und schlanke und leistungsfähige Muskeln aufgebaut werden können.

Kinderfreund und Visionär

Besonders wichtig war es Pilates, Kindern eine gesunde Lebensweise beizubringen. Kinder orientieren sich an Vorbildern und übernehmen gerne das Wissen von Menschen, mit denen sie sich identifizieren. Theoretische Erklärungen über Atmung, Haltung, Bewegung und Konzentration motivieren Kinder nicht zum Nachmachen. Deshalb forderte Pilates eine andere Gewichtung in der Ausbildung: Ärzte, Lehrer, Therapeuten und Trainer müssen sowohl menschlich als auch körperlich zu Vorbildern werden. Intensiv geschult werden sollte die Fähigkeit, unnatürliche Bewegungen und Haltungsmuster zu erkennen und zu korrigieren.

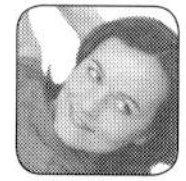

Lehrer zu sein ist mehr als ein Beruf. Es ist Berufung, das köstlichste Volksgut, die Kinder, zur Lebensfreude zu führen.

Enthusiast und Humanist

Als Trainer und Vorbild zu leben und zu arbeiten war eines der Leitmotive von Pilates. Wahrscheinlich strahlte er deshalb mit 57 immer noch die Gesundheit eines sportlichen 30-Jährigen aus. Pilates starb 1967 mit 87 Jahren, als er half, ein Feuer in seinem Studio unter Kontrolle zu bringen.

»Es werden 50 Jahre vergehen, bis die Genialität meiner Methode verstanden wird.«

Joseph H. Pilates

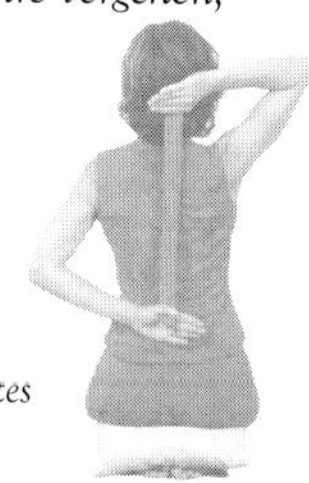

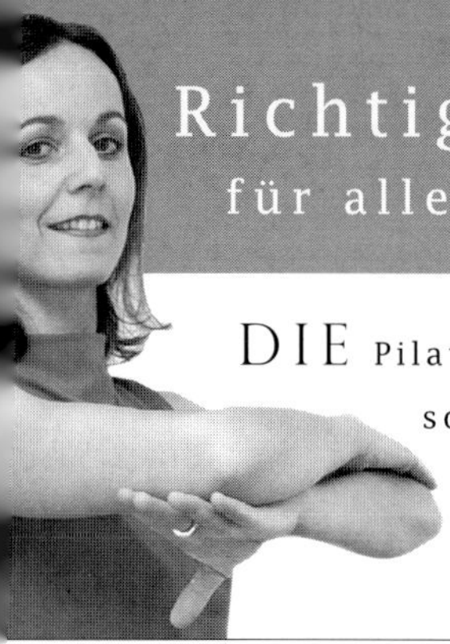

Richtiges Training
für alle Lebenslagen

DIE Pilates-Methode stärkt die Muskeln, sorgt für eine gute Statur und steigert das körperliche und erotische Wohlbefinden.

Die Trainingsmethode nach Pilates kombiniert gleichmäßige, fließende, von einem stabilen Zentrum ausgehende Bewegungen und ruhig ausgeführte Übungen zur Entspannung, Dehnung und Muskelkonditionierung. Trainiert werden die tief liegenden Bauchmuskeln, die Beckenbodenmuskulatur und die kleinen Stabilisierungsmuskeln rund um die Wirbelsäule.

Was und für wen ist Pilates?

Hauptaugenmerk liegt dabei auf der natürlicher Körperausrichtung und richtiger Atmung. Die Konzentration auf die richtige, weil natürliche Stellung des Beckens gewährleistet sicheres Training und unterstützt die natürliche Wirbelsäulenform. Es gibt kein Hüpfen, Springen, Reißen oder schwere Gewichte beim Training.

Pilates ist ein ideales Trainingssystem für alle Alters- und Fitnessstufen, kurz für jeden, der seine Gesundheit und dadurch seine Lebensfreude, seine Haltung, sein Aussehen, seine Belastbarkeit und sein Konzentrationsvermögen positiv verändern möchte. Selbst Sportler können damit ihre Leistungsfähigkeit steigern. Menschen mit haltungsbedingten Rücken- oder Nackenschmerzen sind besondere Nutznießer dieser Methode.

»Meine Methode«, sagte Joseph H. Pilates, »fördert den Körper ganzheitlich. Sie korrigiert Fehlhaltungen, aktiviert die körperliche Leistungsfähigkeit, stärkt die Konzentrationsfähigkeit und steigert die Lebensfreude.« Der Wimbledon-Sieger Pat Cash gab 50 Jahre später, nach der erfolgreichen Behandlung seines schweren Bandscheibenvorfalls über Pilates folgenden Kommentar ab: »Ich war erstaunt, wie unglaublich wirksam diese sanften Übungen sind.«

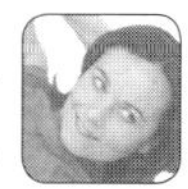

Es ist immer wieder erstaunlich, welche Regenerationskräfte unser Körper besitzt, man muss sie nur in Bewegung setzen.

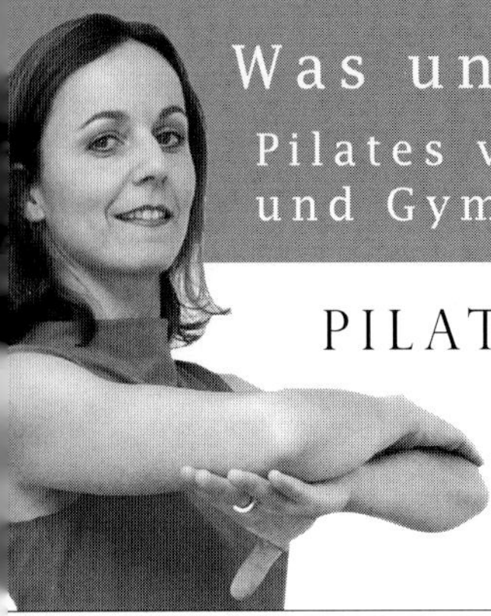

Was unterscheidet Pilates von Yoga, Thai-Chi und Gymnastik?

PILATES kombiniert Elemente des Yoga mit jenen des Leistungssports.

Die westliche Welt betont Leistung und Fitness. Yoga und Thai-Chi fördern die Konzentrations- und Koordinationsfähigkeit. Yoga arbeitet mit Spannung, Entspannung und Atmung. Pilates kombiniert diese Elemente und trainiert zusätzlich gezielt die Haltungsmuskulatur. Diese Verbindung gibt es auch bei der traditionellen Gymnastik nicht. Klassische Fitnessübungen trainieren zumeist gut sichtbare, oberflächliche, so genannte Bewegungsmuskeln. Generell werden die Elastizität und Stärke der zentralen Stützmuskulatur kaum gefördert. Zentrumsstabilität ist aber ein entscheidender Faktor für die Gesundheit und damit für die Lebensqualität.

Pilates-Training schafft mit Übungen, die den Kopf, die geistige Umsetzung und den Körper ansprechen, ein leistungsfähiges Muskelzentrum in der Körpermitte. Die harmonischen Übungsabläufe gewährleisten den Aufbau von schlanken, natürlichen und im Gleichgewicht befindlichen Muskeln.

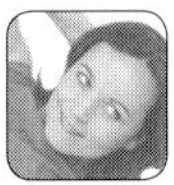

Geben Sie der Natürlichkeit, oder besser gesagt, geben Sie Ihrem Körper eine Chance.

»Es geht nicht um Bodybuilding. Mein Ziel ist, Menschen ihre Natürlichkeit zurückzugeben.«

Joseph H. Pilates

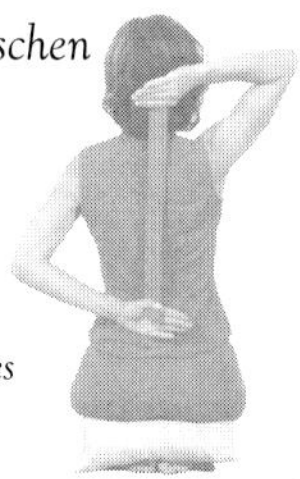

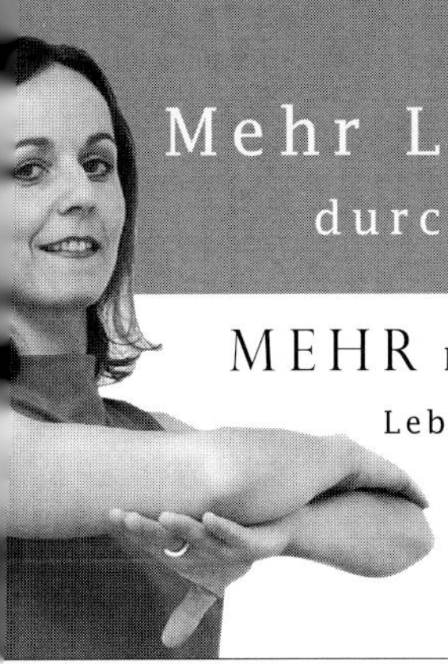

Mehr Lebensfreude durch Pilates

MEHR Beweglichkeit bedeutet mehr Lebensfreude. Dazu kommt, dass Haltungsstabilität und körperliche Sicherheit Ihr Selbstvertrauen stärken.

Eine aufrechte Haltung steigert Ihr Selbstwertgefühl und Ihre Attraktivität. Pilates hilft Ihnen, haltungsbedingten Schmerzzuständen vorzubeugen oder bereits bestehende Schmerzen in vielen Fällen zu lindern oder wieder loszuwerden.

Die Übungen fördern den Sauerstoffwechsel, die Lymphdrainage und die Produktion so genannter Glückshormone. Sie fühlen sich besser, Sie sehen besser aus. Durch Training und Aktivierung Ihrer tief liegenden Bauchmuskeln und Ihres Beckenbodens werden Magen und Darmtätigkeit unterstützt und Ihre Stoffwechselfunktionen angekurbelt.

Zusätzlich ermöglicht eine trainierte Beckenbodenmuskulatur Männern mehr erotische Ausdauer. Für Frauen eröffnen sich spür- und fühlbar intensivere Erlebnisse.

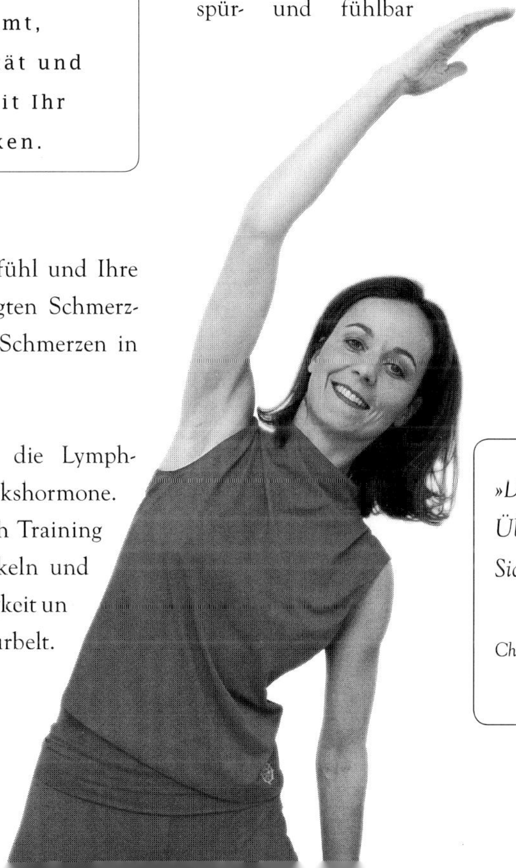

»Der Körper ist der Übersetzer der Seele ins Sichtbare.«

Christian Morgenstern

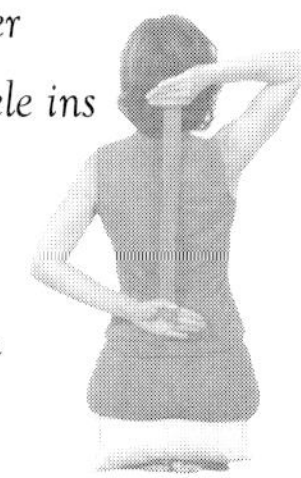

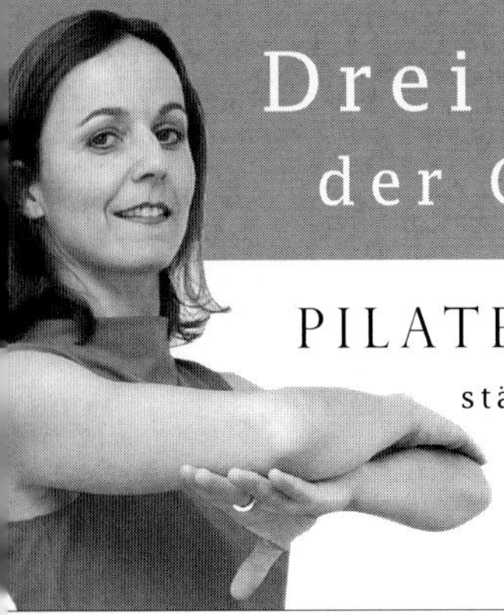

Drei Säulen der Gesundheit

PILATES macht den Kopf frei, stärkt Muskeln und bringt die Energiezentrale des Körpers wieder auf Zack.

»Es ist der Geist, der sich den Körper baut.«

Dieses Zitat von Friedrich Schiller spiegelt den Grundgedanken der Methode. Die Tatsache, dass unsere Gedanken unsere Gesundheit steuern, bewog Pilates, seine Trainingslehre ursprünglich »Contrology« zu nennen. Es geht dabei darum, mit dem Verstand das körperliche Wohlbefinden zu verbessern.

Diese Fähigkeit, den Körper über den Kopf zu kontrollieren, ist der zentrale Ansatz der Methode. Wenn Sie mit dieser Motivation trainieren, werden Sie von den für Sie rasch spürbaren Verbesserungen zusätzlich angespornt.

Pilates war beseelt vom Gedankenmodell der natürlichen Gesundheit. Dazu zitierte er gerne Schopenhauer: »Die Vernachlässigung des eigenen Körpers zugunsten irgendeines anderen Vorteiles ist der größte Unsinn.«
Die neuere Pilates-Literatur versucht den Begriff der natürlichen Gesundheit mit so genannten Pilates-Prinzipien zu definieren. Ursprünglich hob Pilates in seinem 1934 geschriebenen Werk »Your Health« drei zentrale Punkte hervor. Die Mathematik lehrt uns, dass drei Punkte eine Ebene bilden. Drei Pilates-Säulen sind die Ebene, wo Ihre Gesundheit Platz nehmen soll. Diese Säulen der Pilates-Methode zur natürlichen Gesundheit sind:

- Konzentration
- Atmung
- Koordination

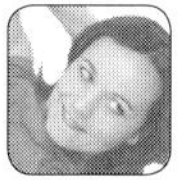

In Schwung oder beschwingt sein ist die halbe Miete, was auf den Körper übersetzt heißt, mit weniger Energie das gleiche Ziel zu erreichen.

Konzentration auf das Zentrum

Wie Sie durch die Konzentration Ihren Erfolg und Ihre natürliche Gesundheit verbessern.

Alle Kräfte auf den wesentlichen Punkt sammeln. Das bringt Erfolg. Im Beruf, beim Kreuzworträtsel, in der Kunst oder beim Holzspalten. Lenken Sie deshalb Ihre Aufmerksamkeit vollständig auf das Ziel und die richtige Ausführung Ihrer Übung. Konzentration ist entscheidend für den angestrebten Erfolg.

Pilates erfordert eine konzentrierte und exakte Bewegungskoordination, das Zusammenspiel von Körper und Verstand.

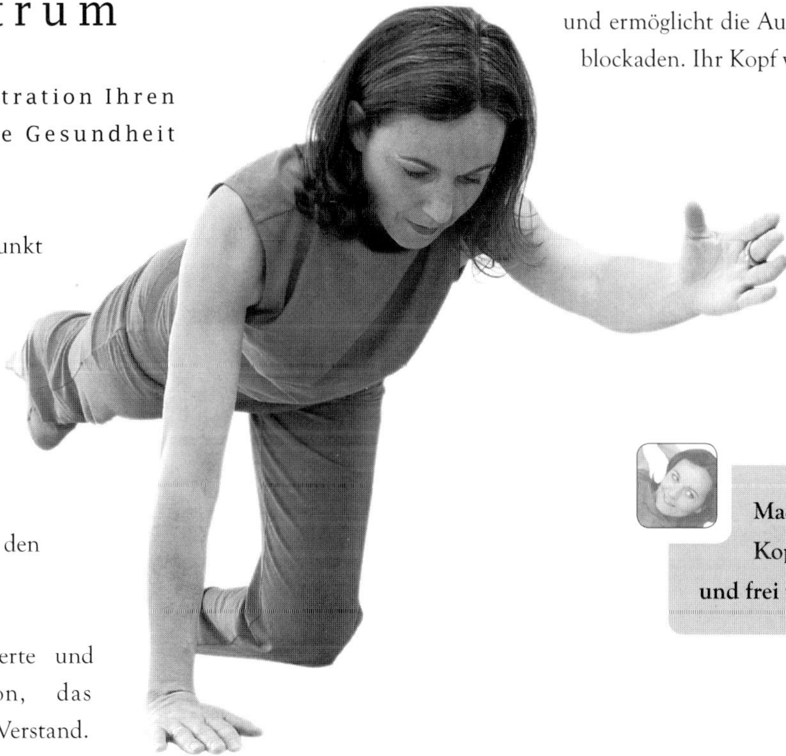

Dies bewirkt eine wesentliche Steigerung Ihrer Konzentrations- und Koordinationsfähigkeit und ermöglicht die Auflösung von Stressblockaden. Ihr Kopf wird frei.

Machen Sie Ihren Kopf frei von ... und frei für ...

Haltung und Ausstrahlung

Wie Sie durch die Konzentration Ihre Haltung verbessern und warum es Ihnen gut tut, Ihren Nabel einzuziehen.

Der erste Schritt ist Ihre natürliche Ausrichtung. Die Abbildung 1 zeigt Ihnen, wie Sie als Kind gestanden sind. Halten Sie sich die natürliche Form Ihrer Wirbelsäule vor Augen (siehe Abb. 2). Bewundern Sie die sinnvollen Kurven im Hals-, Brust- und Lendenwirbelbereich. Die raffinierten Kurven der Wirbelsäule haben den Sinn, größtmögliche Beweglichkeit zu gewährleisten.

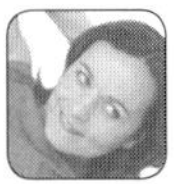

Omphales, ein Stein in Delphi, war in der griechischen Mythologie der »Nabel der Welt« – das Zentrum schlechthin. Er ist auch Ihr körperlicher Mittelpunkt, und was aus der Mitte läuft, verändert das Gleichgewicht.

Gleichzeitig können Sie damit Stöße und Belastungen abfedern. Ihr Körper ist ein faszinierendes und wunderbar balanciertes System. Sobald Sie einen Teil verändern, beispielsweise die Position Ihrer Schultern, beeinflussen Sie die ganze Struktur. Lebens- und Arbeitsgewohnheiten sowie falsche Bewegungsmuster führen häufig zu einer Verflachung oder Intensivierung dieser Wirbelsäulenkurven. In diesen Bereichen der Wirbelsäule sitzen dann die Schwachstellen. Hier liegt auch die größte Gefahr für Verletzungen. Lassen Sie Ihre Schulter-, Hüft-, Knie- und Fußgelenke möglichst oft diese natürliche Position einnehmen. Damit entspannen Sie sich und Ihre Haltungsmuskeln. Das fällt Ihnen anfänglich vielleicht gar nicht so leicht. Aber es zeigt Ihnen auch, wohin Sie Ihre Haltungsgewohnheiten bewegen wollen. Hier können Sie ansetzen und damit Spannungsursachen verringern.

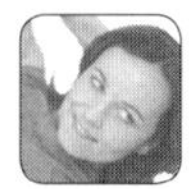

Entspannen heißt nicht in sich zusammensinken, sondern ist die Antwort auf die Frage: Wie helfe ich meinem Körper zur Erholung?

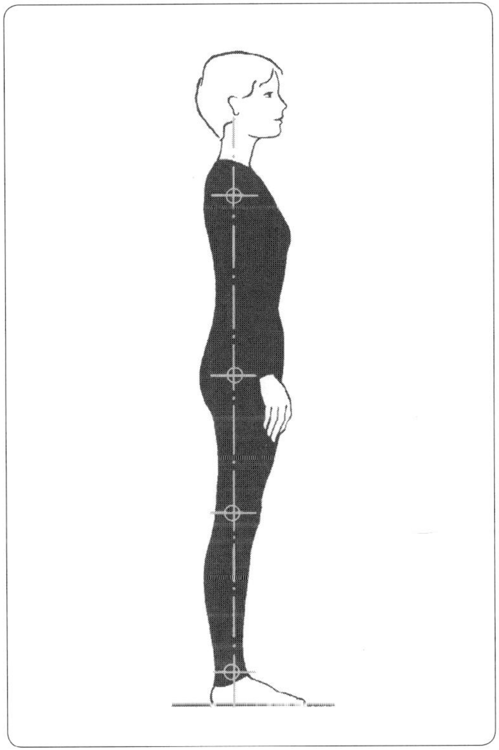

Abbildung 1

NATÜRLICHE HALTUNG

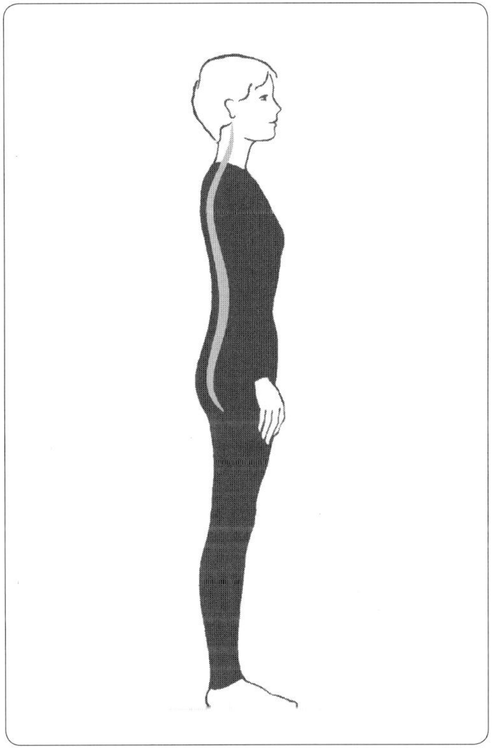

Abbildung 2

NATÜRLICHE WIRBELSÄULE

Die Abbildung 3 verdeutlicht einerseits die Gewichtsverteilung, wenn Sie sich aus Ihrer Mittelachse bewegen. Ihr Kopf und Ihr Oberkörper wiegen zusammen etwa 40 kg. Dieses Gewicht balancieren Sie mit Ihrer Wirbelsäule und allen Muskeln bei vorgeneigtem Sitzen oder Stehen. Versuchen Sie sich deshalb so oft wie möglich aufzurichten. Andererseits beachten Sie bitte die waagrechte Ausrichtung der Schultern, Hüfte, Fuß- und Kniegelenke. Hier gibt es keine vermeintlich lässige oder schiefe Orientierung.

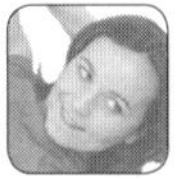

Machen Sie Ihr Wohlbefinden mit der Körpersprache sichtbar. Apropos: Für ein freundliches entspanntes Gesicht benötigen Sie 7 oder 8 Muskeln, für ein grantiges, mürrisches über 30, warum überanstrengen?

Ihr Ziel ist es, die natürliche Ausrichtung wiederherzustellen. Sie werden lernen, mit allen Muskeln zu arbeiten, die für Ihre Haltung zuständig sind. Selbstverständlich trainieren Sie dabei auch andere wichtige Muskeln. Ihre Haltung hat wesentlichen Einfluss auf Ihr Wohlbefinden. Beobachten Sie, wie Sie mit einem Kompliment oder Humor sich selbst und andere aufrichten können. Wesentlich für Ihren Trainingserfolg ist die Schärfung Ihrer Wahrnehmungsfähigkeit für den eigenen Körper. Konzentrieren Sie sich bitte möglichst oft auf Ihren Körper. Wie stehen Ihre Füße am Boden? Wohin bewegen Sie sich, wenn Sie frei stehen und die Augen schließen? Es ist eine große Herausforderung, die Befindlichkeiten der unterschiedlichen Körperteile bewusst wahrzunehmen. Die bewusste Wahrnehmung des eigenen Körpers ist eine fundamentale Säule der Methode. Die Fähigkeit, Ihren Körper wahrzunehmen, können Sie lernen und verbessern. Sie nehmen damit aktiven Einfluss auf Ihre Haltung. Sie entwickeln ein Sensorium, das Ihnen hilft, mit Stress am Arbeitsplatz, Ihrer Ernährung und physischen Befindlichkeit besser umzugehen.

Stress verändert Ihren Körper (siehe Abb. 4). Fehlhaltungen bedingen Muskelverkürzungen und Verspannungen. Dadurch kommt es zum Aufbau von Belastungen, für die der Bewegungsapparat

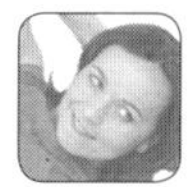

Richtige Ernährung ist mit eine Voraussetzung für Ihr Wohlbefinden.

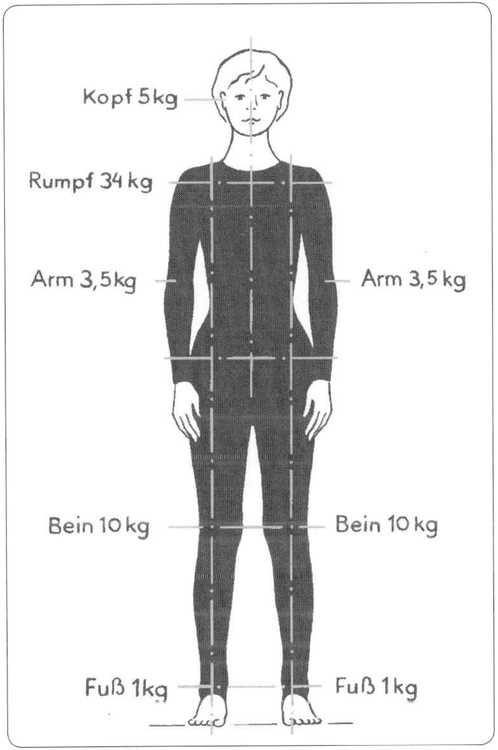

Abbildung 3

LEBENSLANGE BALANCELEISTUNG

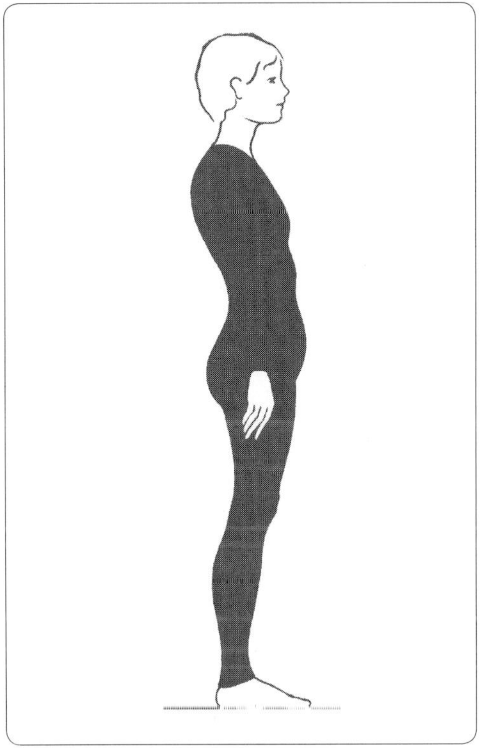

Abbildung 4

STRESSHALTUNG

nicht ausgelegt ist. Der Körper wehrt sich mit Übellaunigkeit, Schmerzen und Stress. Beispiel: Ihre Schultern sind hochgezogen. Ihr Nacken verspannt. Ihre Brustmuskeln verkürzt und verkrampft. Ein anschauliches Beispiel einer verspannten Körperhaltung sehen Sie in Abbildung 4.

Die frei gewählten Angewohnheiten der Körperhaltung haben einen unglaublich großen Einfluss auf Ihre Lebensqualität. Wussten Sie, dass die Leistungsfähigkeit und Gedächtnisleistung zentral von Ihrem Entspannungszustand beeinflusst wird? Sammeln Sie sich deshalb so oft wie möglich. Halten Sie inne und horchen Sie in sich hinein.

Lokalisieren Sie Körperstress. Vielleicht gibt es auch bei Ihnen Verspannungen im Nacken, in den Schultern oder im unteren Rücken. Lösen Sie diese, indem Sie sich bewusst entspannen. Stellen Sie sich vor, in das Zentrum dieser Spannungen hineinzuatmen. Spüren Sie wohltuend Ihren mit frischem Sauerstoff aktivierten Kreislauf. Unterstützen Sie diese Entspannung durch das Einnehmen einer natürlichen Haltung. Bewegen Sie sich und trainieren Sie ohne unnötige Spannung. Nehmen Sie sich Zeit dafür. Genießen Sie das Gefühl des Loslassens. Und Sie begeben sich auf den Weg zur unendlichen Leichtigkeit des Seins ...

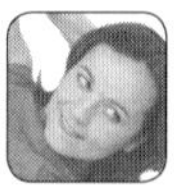

Das »Einnehmen« stimulierender Pharmaka nützt nur Ihrem Arzt oder Apotheker.

Training mit eingezogenem Nabel

Natürliche Haltung bedeutet, dass Ihr Becken und Ihre Wirbelsäule die von der Natur optimierte Stellung zueinander einnehmen (siehe Abb. 7). »Natürlich« heißt: Der Rücken bildet kein extremes Hohlkreuz wie in Abbildung 5 und liegt auch nicht flach auf dem Boden wie in Abbildung 6. In diesen Positionen werden die Wirbelkörper und die Bandscheiben falsch beansprucht. Die meisten Menschen kippen ihr Becken beim Sitzen. Das wird durch lässiges Sitzen, superweiche Polstermöbel und Sitze mit nach hinten abfallenden Sitzflächen begünstigt. Vermeiden Sie diese Haltung.

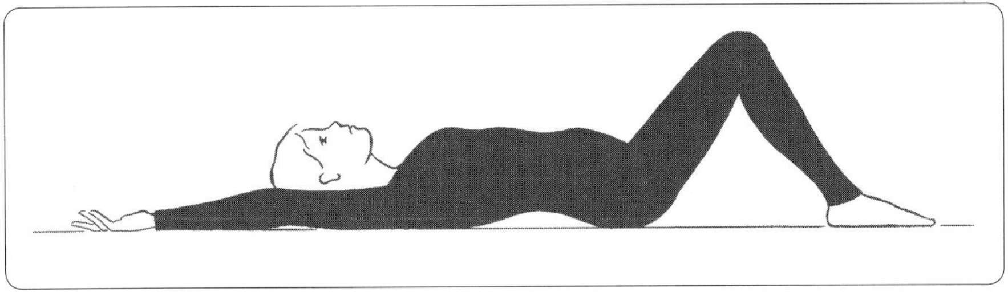

Abbildung 5
HOHLKREUZ

Abbildung 6
FLACHRÜCKEN

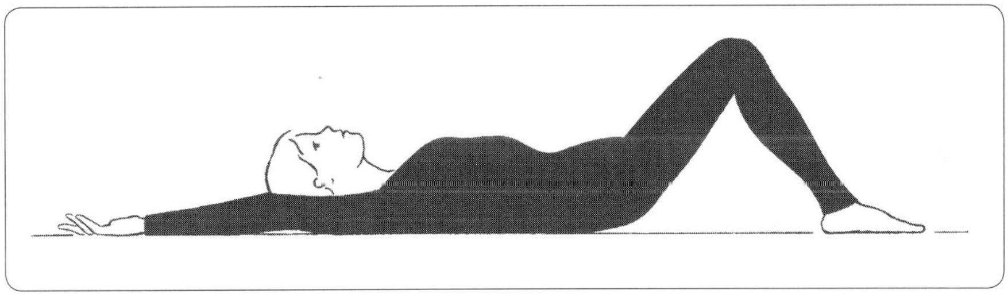

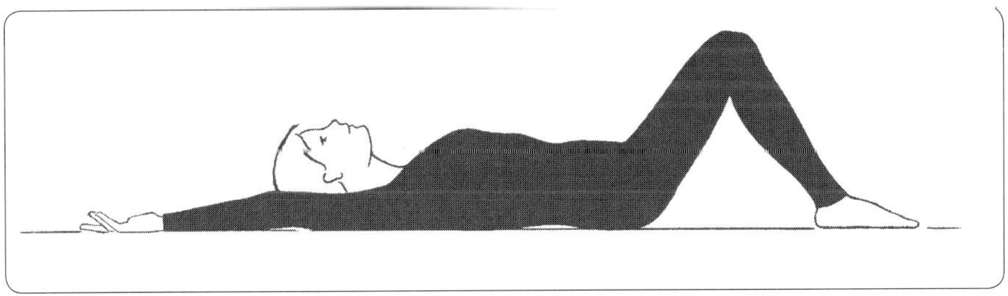

Abbildung 7
NATÜRLICHE BECKENSTELLUNG

Abbildung 7 zeigt Ihnen die richtige Haltung. Unterstützen Sie diese Haltung mit der natürlichen Stellung Ihres Beckens. Wie Sie diese Position finden, erfahren Sie mit der CD auf Track 2. Es ist von entscheidender Bedeutung, unbedingt während des Trainings, aber auch so oft wie möglich, wenn Sie gehen, stehen oder sitzen, auf Ihre natürliche Ausrichtung zu achten.

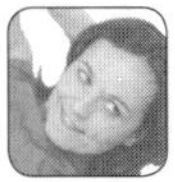

Mit der natürlichen Ausrichtung ist ausschließlich Ihre Körperhaltung gemeint, denn natürlich soll man niemand »ausrichten«.

So vermeiden Sie haltungsbedingten Verschleiß, damit verbundene Schmerzen und vorzeitiges »Einrosten«.

Mit eingezogenem Nabel ist die Welt für den Rücken in Ordnung. Ihr Nabel dient als Indikator. Ist er herausgewölbt, kippt das Becken, der Rücken formt ein Hohlkreuz (siehe Abb. 5), oder das Becken kippt in die andere Richtung und der Rücken liegt flach am Boden (siehe Abb. 6). Das Sinkenlassen des Nabels zur Wirbelsäule bewirkt eine Aktivierung des tiefen, quer liegenden Bauchmuskels (siehe Abb. 8). So stabilisieren und schützen Sie Ihre untere Wirbelsäule. Dadurch trainieren Sie sicher und effektiv. Darum ist es bei Pilates so wichtig, den Bauch einzuziehen und aktiviert zu halten ohne dabei das Becken zu kippen. Das ist auch der Grund, weshalb Sie während des Trainings immer wieder auf Ihren Nabel und Bauch achten sollen.

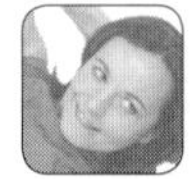

Wirbelkörper, denen wir Haltungen zumuten, für die sie nicht gebaut sind, können einen beträchtlichen Wirbel verursachen.

»Nicht Verstand oder Körper, sondern Verstand und Körper.«

Joseph H. Pilates

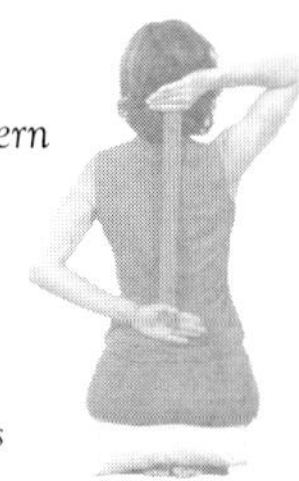

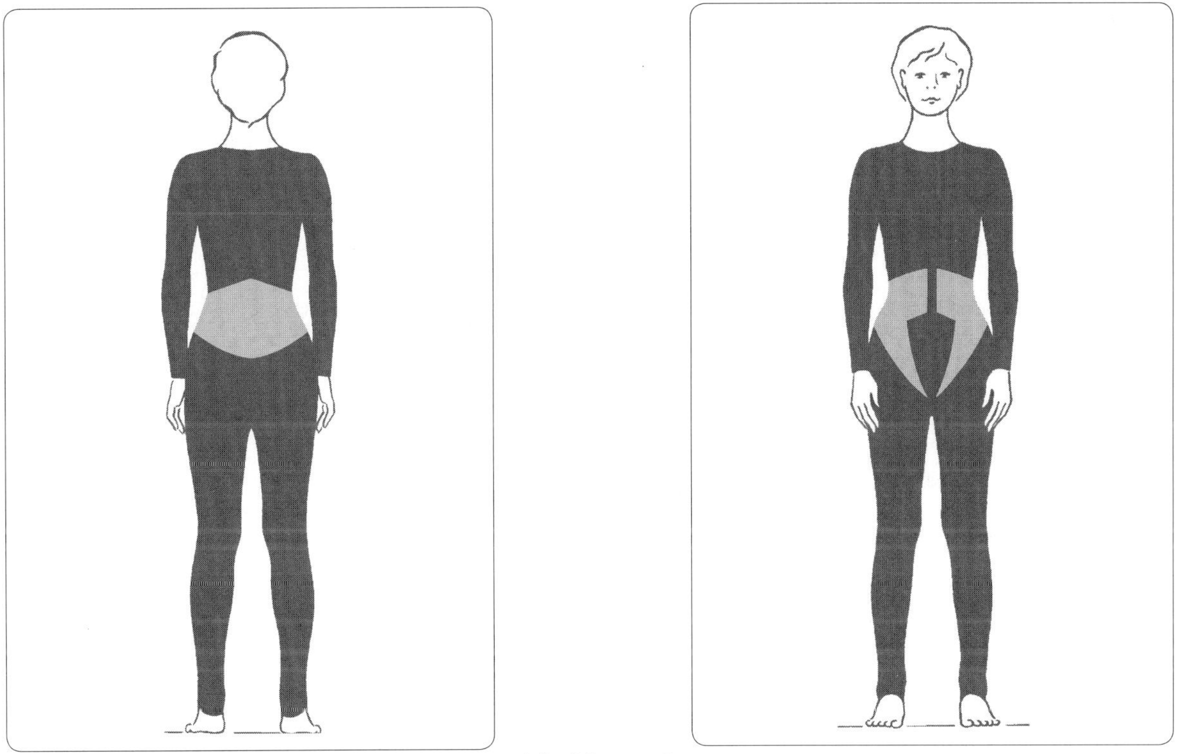

Abbildung 8

KORSETT- ODER QUER LIEGENDER BAUCHMUSKEL

Transversus Abdominis

Die Kraft aus der Mitte

Was Sie wirklich tun können, um größer und schlanker zu werden. Wie Sie Ihre inneren Organe entlasten und Ihren Rücken schützen.

»Schaffen Sie sich Ihren Kraftgürtel«, lautet einer der fundamentalen Kernsätze von Joseph H. Pilates. Dieses Kraftwerk wird im Wesentlichen von den quer und tief liegenden sowie den inneren und äußeren diagonalen Bauchmuskeln und dem Beckenboden gebildet. Sie können diese Muskeln visualisieren, indem Sie sich ein Korsett oder einen Harnisch vorstellen. Pilates nannte diese Haltungsmuskulatur das »Power House«. Entscheidend ist, dass Sie diese in der Abbildung 8 und Abbildung 9 stark vereinfacht dargestellten Muskeln während des Trainings aktiviert halten. Nützen Sie auch während des Tages immer wieder die Kraft Ihrer natürlichen Rüstung.

Der Transversus Abdominis ist Ihr großer Korsettmuskel. Wörtlich übersetzt heißt er quer liegender (Schmer-)Bauchmuskel. Er schmiegt sich um Ihre Körpermitte wie ein Kraftgürtel. Er schützt Ihren Rücken und Ihre Seite, da er an Ihrer Lendenwirbelsäule ansetzt und Ihre Taille umspannt. Und er schützt Ihre Vorderseite, indem er die unteren sechs Rippen mit dem geraden Bauchmuskel und Ihrer Schambeinfuge verbindet.

Die schematische Darstellung in Abbildung 8 soll Ihnen die zentrale Bedeutung dieses Muskels anschaulich und verständlich vermitteln.

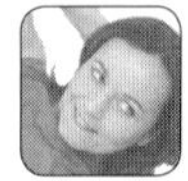

Wachsen Sie über sich hinaus: Zeigen Sie Haltung!

Bei vielen Personen ist dieser Muskel untrainiert. Sie spüren und aktivieren ihn, wenn Sie den Nabel einsinken lassen. Wenn Sie dabei gleichzeitig ausatmen, geht es leichter. So einfach schützen und stützen Sie sich, Ihre Haltung und Ihre Wirbelsäule. Die Abbildung 8 zeigt Ihnen, welche Bereiche dieser wichtigste Haltungsmuskel umschließt.

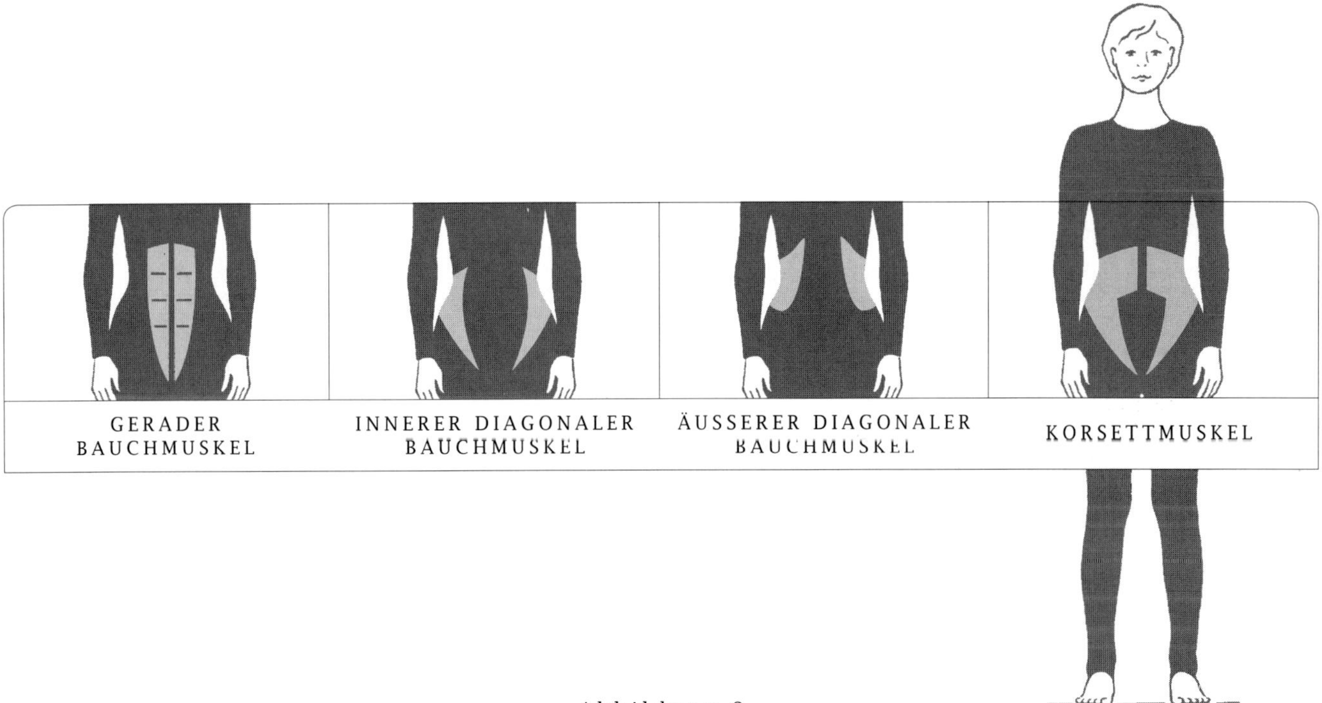

Abbildung 9

DIE MUSKELN DES »POWER HOUSE«

In Abbildung 9 werden drei weitere Bauchmuskeln ersichtlich. Der fotogene gerade Bauchmuskel ist der Beugemuskel des Oberkörpers. Er dient zur Vorwärtsbeugung und wird gerne übertrainiert. Die diagonalen inneren und äußeren Bauchmuskeln unterstützen ebenfalls Ihre Zentrumsstabilität. Sie dienen zur seitlichen Neigung und Drehung Ihres Oberkörpers. Auch sie werden oft wie die sprichwörtlichen Stiefkinder behandelt. Wenn etwas schwer fällt, wird es nicht gern trainiert.

Aber Sie wissen ja: Ist ein Problem einmal erkannt und ausgesprochen, kann es auch gelöst werden. Willenskraft vermag Unglaubliches. Die Pilates-Methode bietet einen ansprechenden und tausendfach bewährten Weg dazu. Hinterher werden Sie staunen, wie einfach es war. Auf der CD finden Sie dazu die Übung auf Track 4. Trainieren Sie diese so oft wie möglich. Nützen Sie jede Gelegenheit: zu Hause, während der Arbeit oder wenn Sie unterwegs sind.

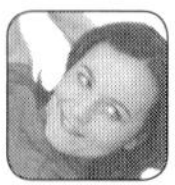

Mit eingezogenem Nabel gewinnen Sie an Höhe und Ansehen. Bauchmuskeln sollte man nicht mit »Bier-Muskel« oder »Love-Handles« verwechseln, diese zur Räson zu bringen ist ein Anliegen von Pilates.

Bauen Sie Ihr Haus auf festem Grund

Wie gut es ist, zusammenzuhalten und dabei nebenbei Stabilität und Leistungsfähigkeit zu steigern.

Jeder Topf hat einen Boden. Ihr Beckenboden sichert die Körpermitte nach unten ab. Er bildet sozusagen die Fundamentplatte für Ihr Power House.

Der Beckenboden spannt sich horizontal zwischen Schambein, Sitzknochen und Steißbein. Er beinhaltet die Urinal-, bei Frauen die Vaginal- und Analöffnung. Der hochkomplexe Beckenboden besteht aus 7 Muskeln, die in drei übereinander liegenden Schichten angeordnet sind. Die unglaubliche Leistungsfähigkeit dieser Muskelgruppe erahnen Sie, wenn Sie deren Aufgaben bedenken. Aktivieren Sie Ihren Beckenboden: Stellen Sie sich vor, Sie halten einen Harndrang zurück und ziehen dort alle Öffnungen zusammen, ohne die Gesäßmuskeln anzuspannen. Können Sie dieses Vorhaben mit einem entspannten Gesicht ausführen, zählen Sie bereits zu den fortgeschrittenen Pilates-Jüngern.

Frauen können ihren Beckenboden normalerweise gut spannen oder entspannen und begreifen intuitiv die Vorteile dieser Aktivierung. Männer motiviert meistens der Hinweis, dass dieses Training ihre erotische Ausdauer erheblich steigern kann. Die CD-Übung dazu finden Sie auf Track 5.

Trainieren Sie den Transversus Abdominis und die diagonalen Bauchmuskeln gemeinsam mit dem Beckenboden. Aktivieren Sie diese Muskelgruppen möglichst oft. Bildlich ausgedrückt schaffen Sie sich dadurch ein Energiezentrum (engl. »Power House«). Die Anleitung, wie Sie Ihr Power House kennen lernen und trainieren, finden Sie auf Ihrer CD bei Nummer 6. Beim Trainieren mit der CD werden Sie immer wieder daran erinnert, Ihr »Power House« zu aktivieren. Bitte beherzigen Sie diese Empfehlung. So können Sie Ihre Leistungsfähigkeit deutlich erhöhen.

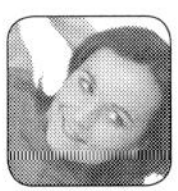

Bedenken Sie: Die Nacht ist auch zum Schlafen da!

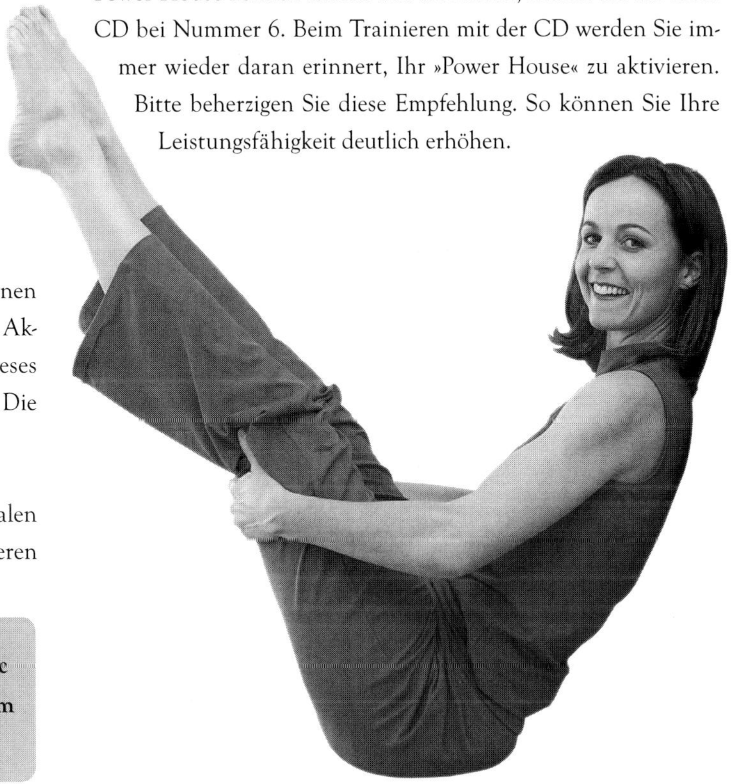

Atmung belebt die Sinne

Was Pilates mit innerer Dusche meinte und wie Sie Ihren Stoffwechsel ankurbeln.

Pilates war der Ansicht, dass viele Millionen von Menschen nie lernen richtig zu atmen. Tatsächlich atmen die meisten Menschen zu flach. Sie benützen nur den oberen Teil des Brustkorbs. Die Lungen können nicht ihre volle Kapazität entfalten.

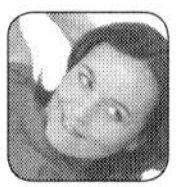

Als Hilfe zum richtigen Ausatmen bietet sich manchmal ein Gedanke an das Finanzamt an.

Richtige Atmung war für Pilates der Schlüssel für ein gesundes Herz. Heute gilt richtiges Atmen unbestritten als wesentlicher Faktor für den natürlichen Stoffwechsel und eine gute Gesundheit.

Entscheidend ist, dass Sie vollständig aus- und einatmen. Achten Sie besonders darauf, immer wirklich restlos auszuatmen. Stellen Sie sich einen Badeschwamm vor, den Sie auspressen. Er soll wirklich ganz trocken werden. Das Einatmen übernimmt Ihr Körper weitestgehend selbst. Er wird dabei vom natürlichen Druck der Atmosphäre unterstützt.

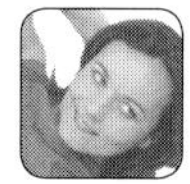

Freuen Sie sich schon darauf, wenn Ihr Partner sagen wird: »O Gott, wie sexy!«

Gönnen Sie sich viel frische Luft, Sonnenschein und lockere Kleidung. Stellen Sie sich vor, wie sich Ihre Lungen genießerisch füllen. Lassen Sie Ihren Nabel dabei eingezogen. Ihr Bauch bleibt also drinnen. Visualisieren Sie, wie sich Ihr Brustkorb seitlich ausdehnt. Ihre Brust und Ihre Schultern bleiben entspannt.

Die einströmende Luft versorgt Sie mit Energie. Tanken Sie voll. Vollständiges Ausatmen reinigt nicht nur Ihre Lungen. Sie stimulieren gleichzeitig Ihren Stoffwechsel. Sie spülen sozusagen alles aus, was Ihrem Körper nicht nützt. Bildhaft gesprochen befreien Sie so Ihre Lungen von allem, was nicht hineingehört.

Als Ergebnis werden Sie wirklich wahrnehmen, was Sie sonst wahrscheinlich nur aus der Werbung kennen: belebte Sinne, Flügel und frische Energie.

Vielleicht reagiert Ihr Körper auf so viel Wohltaten anfänglich sogar mit einer leichten Benommenheit. Das ist ein Anzeichen für einen ungewohnt hohen Sauerstoffanteil im Blut. Falls Sie also ein Schwindelgefühl verspüren, gönnen Sie sich eine Pause. Ihr Körper lernt rasch, was ihm gut tut, und stellt sich darauf ein. Geben Sie ihm nur etwas Zeit. Viele Pilates-Übungen unterstützen das vollständige Ausatmen. Besonders bei rollenden Bewegungen der Wirbelsäule, wenn Sie sich beispielsweise aus dem Stand nach vorne abrollen (siehe CD Track 18). Rollen ist eine langsame gleichmäßige und gleitende Bewegung.

Achtung: Viele Menschen verstehen unter tiefem Atmen das Herauswölben des Unterbauches. Das ist für das Pilates-Training nicht förderlich. Wenn Ihr Bauch aufgeblasen ist, kann Ihr querliegender Bauchmuskel Ihren unteren Rücken nicht stabilisieren und schützen. Genaue Angaben, wann Sie während der Übungen ein- und ausatmen sollen, hören Sie beim Abspielen der CD. Mit wenigen Ausnahmen gilt: einatmen bei der Vorbereitung, ausatmen während der Bewegung und wieder einatmen am Bewegungsende.

Kurbeln Sie Ihren Kreislauf durch richtige Atmung an. Führen Sie die Übungen konzentriert und mit der beschriebenen Atemtechnik durch. Genießen Sie dadurch die Vitalität, mit der das Blut durch Ihren Körper pulsiert. Pilates nannte das innere Dusche. Sie pumpen damit frischen Sauerstoff in Ihren Körper. Ihre Muskeln können dadurch effizient arbeiten. Der Sauerstoffwechsel unterstützt die Nährstoffversorgung Ihrer Sehnen, Bänder und Gelenke. Es ist wie ein Jungbrunnen. Ihre Kapillargefäße und Ihr Herz werden Ihnen dankbar sein.

Apropos Herz: Die meisten Pilates-Übungen werden im Liegen ausgeführt. Das entlastet Ihr Herz und Ihre inneren Organe. Ihre Trainingseffizienz wird dadurch zusätzlich gesteigert. Die Anleitung zum Atmen finden Sie auf der CD Track 3 und 7.

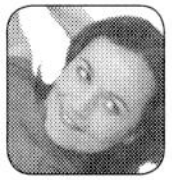

Keine Sorge, wenn Ihr Jungbrunnen vielleicht noch verschüttet ist, Pilates gräbt tief.

Zusammenspiel von Kopf und Körper

Was es Ihnen nützt, Ihre Bewegungen bewusst zu kontrollieren, und wie Sie Leistungsorientierung und Entspannung in Balance halten können.

In der Lehre von den Lebensvorgängen bedeutet Koordination das Zusammenspiel der Muskeln zu bestimmten, beabsichtigten Bewegungen. Pilates versteht sich in diesem Sinn als Zusammenspiel von Konzentration, Atmung und Bewegung.

Wenn Sie einen Abfahrtsläufer im Fernsehen beobachten, nennen Sie seine Fähigkeiten wahrscheinlich Körperbeherrschung. Bei Leichtathleten sprechen Sie vielleicht von Körperkontrolle. Bei Artisten von Balance. Allen gemeinsam ist die bewundernswerte Koordination von Konzentration und der Fähigkeit, hochkomplexe Bewegungsabläufe auszuführen. Dahinter stehen freilich auch Trainer, Mediziner und unvorstellbare Trainingsleistungen.

Ausschlaggebend für den Erfolg ist letztlich das Koordinationsvermögen des Einzelnen zum entscheidenden Zeitpunkt. Sie können das als Koordination von Kopf und Körper bezeichnen. Das ist Ihr oberstes Ziel, wenn Sie Pilates trainieren. Pilates nannte das »Contrology«.

Alle Pilates-Übungen werden mit sanften, präzisen, kontrollierten und fließenden Bewegungen ausgeführt. Durch Wiederholungen werden Bewegungen verfeinert und die Bewegungsqualität verbessert. Ausgangspunkt dafür ist die durch richtige Atmung und aktive Korsettmuskulatur stabilisierte Körpermitte.

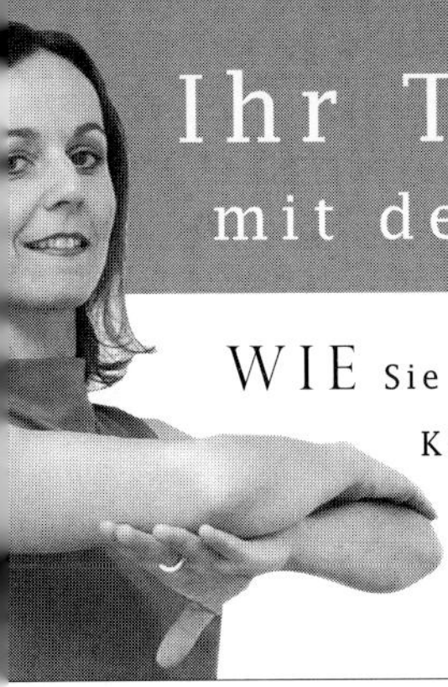

Ihr Training mit der Pilates-CD

WIE Sie nach 30 Stunden einen neuen Körper bekommen und lernen Ihre Leistung und Lebensfreude zu steigern.

Wie lange und intensiv sollten Sie trainieren? Joseph H. Pilates empfahl regelmäßig 4-mal pro Woche, 10 Minuten mit größtmöglicher Konzentration zu trainieren. Sie werden erstaunt feststellen, wie Sie diese Zeitspanne immer wieder freiwillig überschreiten. Wenn Sie mit der CD arbeiten, konzentrieren Sie sich bitte auf eine möglichst präzise, gleichmäßige und sanfte Umsetzung der Anleitungen. Trainieren Sie auf einer Gymnastikmatte oder einem dicken Teppich.

Legen Sie bei den Bodenübungen ein flaches Kissen (ca. 4 cm hoch) unter Ihren Hinterkopf (siehe Abb. 10, S. 31). Sorgen Sie für eine gut gelüftete und störungsfreie Trainingsatmosphäre. Achten Sie auf angenehme, lockere Bekleidung. Üben Sie barfuß, mit Strümpfen oder Socken.

Die im vorigen Kapitel beschriebenen Basisübungen zu Konzentration, Atmung und Koordination finden Sie auf der CD unter 1 bis 7. Hören Sie diese Anleitung mehrere Male aufmerksam an. Verinnerlichen Sie diese Grundprinzipien durch aktives Mitarbeiten.

Nach dem Beherrschen der Grundprinzipien (1 bis 7) können Sie die Übungen Track 8 bis 19 trainieren. Stellen Sie Ihr Handbuch dabei neben sich. Auf den Seiten 46 und 47 sehen Sie die Übungen, die Sie auf der CD hören. Dadurch können Sie die Übungen leichter visualisieren.

Auf den Seiten 33 bis 44. Dort ist jeweils beschrieben, wofür diese Übungen besonders geeignet sind. Für Ihr tägliches Training können Sie natürlich auch nur einen Teil der Übungen ganz nach Ihrem Belieben kombinieren.

Bevor Sie beginnen, entspannen Sie sich bitte. Die Ausgangsposition für die meisten Bodenübungen heißt deshalb »Relaxation Position« (Entspannungsposition, CD Track 8). Diese liegende Position gibt der Wirbelsäule die Möglichkeit, sich zu entspannen. Finden Sie spielerisch und unvoreingenommen die für

Sie richtige Grundposition und erlernen Sie diese in Verbindung mit der richtigen Atmung. Achten Sie auch auf Ihre natürliche Kopfposition. Überstrecken Sie den Nacken nicht (siehe Abb. 11). Bitte konzentrieren Sie sich beim Training unbedingt auf Ihre Bewegungen. Dabei geht es nicht um Gleichmäßigkeit oder Geschwindigkeit. Entscheidend ist die Ausrichtung Ihrer Gedanken auf Ihre Bewegungen und Ihren Körper. Lenken Sie Ihre Aufmerksamkeit auf Ihre Atmung, Ihre Bauchmuskel- und Beckenbodenmuskulatur und Ihren Schultergürtel. Entleeren Sie Ihre Lungen beim Ausatmen vollständig. Wirklich vollständig. Sie spüren dabei Ihren Nabel einsinken. Stellen Sie sich vor, Ihr Nabel liegt auf Ihrer Wirbelsäule. Atmen Sie in Ihre seitlichen und hinteren Lungenflügel. Entspannen Sie Ihre Schultern. Stellen Sie sich vor, die Hände eines lieben Freundes liegen sanft auf Ihren Schultern. Damit haben Sie ein solides und sicheres Fundament für Ihren Erfolg mit Pilates und der Verbesserung Ihrer Leistungsfähigkeit und Lebensfreude.

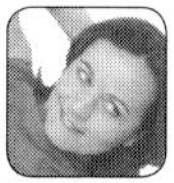

Den Willen, etwas für seinen Körper zu tun, muss man mit Beharrlichkeit anstreben. Auf morgen verschieben heißt einen Tag versäumt zu haben.

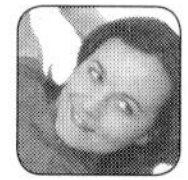

Helfen Sie Ihren Muskeln, Sehnen, Bänder, Organen und Körperteilen ihre vorgegebenen Funktionen optimal zu erfüllen. Das Dankeschön werden Sie spüren.

»Wir sind jetzt verantwortlich für das, was in der Zukunft geschieht.«

Sir Karl Raimund Popper

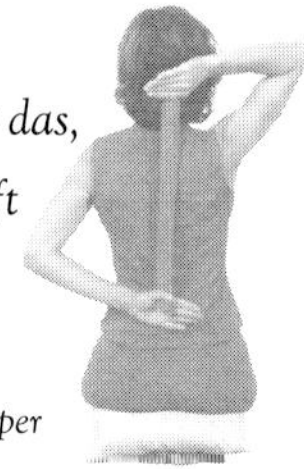

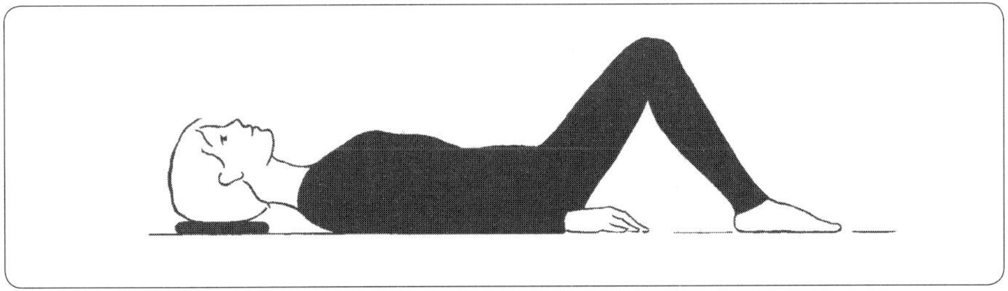

Abbildung 10
NATÜRLICHE HALSWIRBELSÄULE

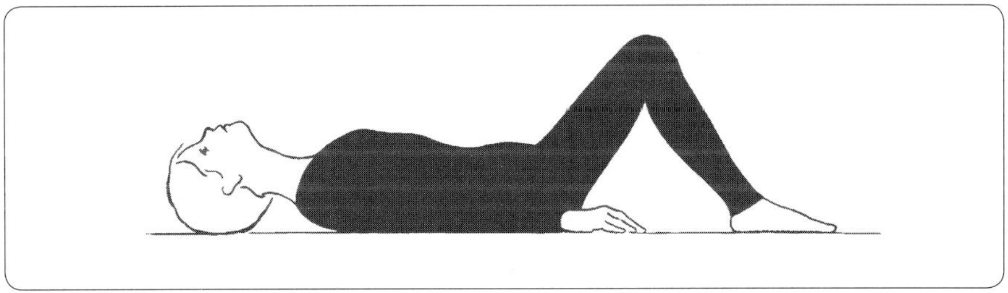

Abbildung 11
ÜBERSTRECKTER NACKEN

Achtung!

Trainieren Sie nie, wenn Sie Alkohol oder Schmerzmittel zu sich genommen haben. Ihre letzte Mahlzeit sollte mindestens 90 Minuten zurückliegen. Pilates ist eine effiziente Trainingsmethode (kein Allheilmittel). Für Fragen, die Ihren Gesundheitszustand betreffen, konsultieren Sie bitte Ihren Arzt. Dieses Buch ist eine Pilates-Trainingsanleitung und keine Therapie. Menschen mit akuten Schmerzen benötigen medizinische oder therapeutische Behandlung. Personen mit chronischen Beschwerden dürfen mit dieser Anleitung nur nach Rücksprache mit ihrem Arzt oder Therapeuten trainieren. Schwangere sollten die Zustimmung ihres Arztes einholen. Die Beschreibung der geeigneten Pilates-Übungen für diese Fälle würde den Rahmen dieser Anleitung weit übersteigen. Zusätzlich bedarf ein derartig ausgerichtetes Training der Zustimmung des Arztes und ein individuelles Eingehen auf die spezielle Situation des betroffenen Menschen. Eine Warnung zum Anfang: Übertreiben Sie nicht! Übereifer verursacht meistens Verspannungen.

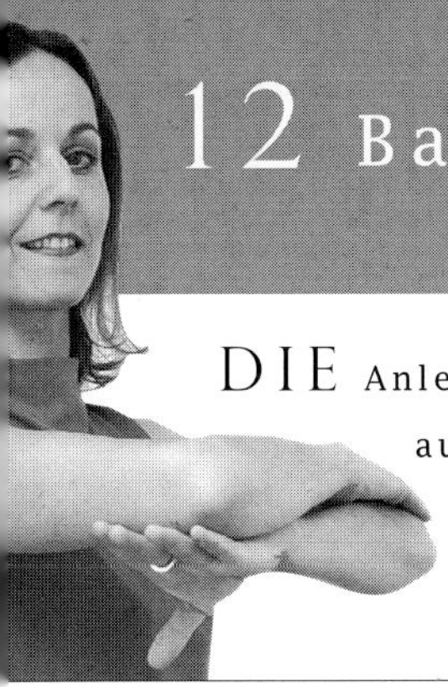

12 Basisübungen

DIE Anleitung hierzu finden Sie auf der CD von Track 8 bis 19.

ENTSPANNUNGSPOSITION

relaxation position

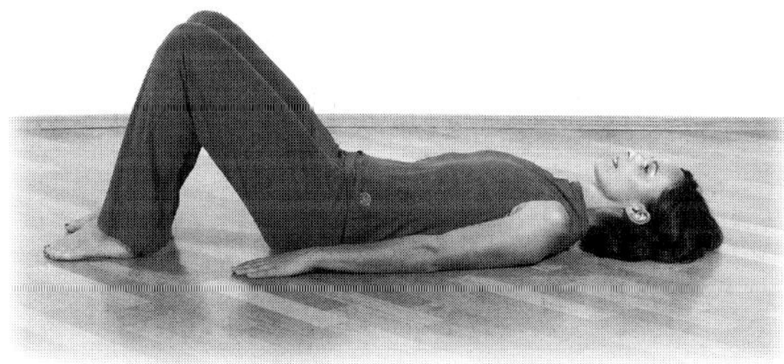

Hierbei handelt es sich um die natürliche Ausgangsposition für die meisten Bodenübungen.

Diese liegende Position gibt der Wirbelsäule die Möglichkeit, sich zu entspannen. Für Menschen, die viel denken, entscheiden und arbeiten.

BEINGLEITEN

sliding legs

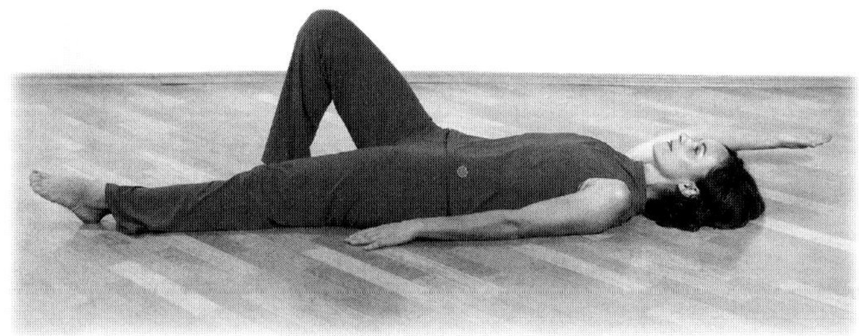

Mit dieser Aufwärmübung dehnen Sie Ihre Arm- und Beinmuskeln und ermöglicht Ihnen einen idealen Trainingseinstieg. Sie steigern Ihr Koordinations- und Konzentrationsvermögen.

Für Menschen, die viel sitzen, kontrollieren, körperlich arbeiten, singen, sprechen oder laufen.

SCHULTERENTSPANNUNG
shoulder drops

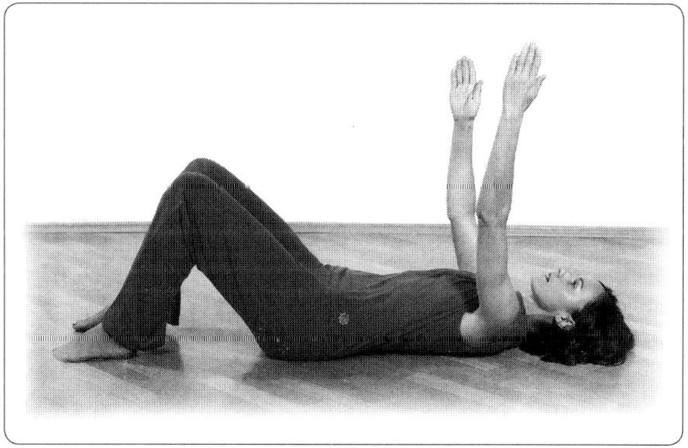

Das ist eine wunderbare Entspannungsübung für Schultern und Nacken. Gleichzeitig trainieren Sie dabei die Stabilisierungsmuskeln Ihrer Schulter.

Für Menschen, die viel fliegen, fahren oder Tennis spielen.

KNIEKREISEN

knee circles

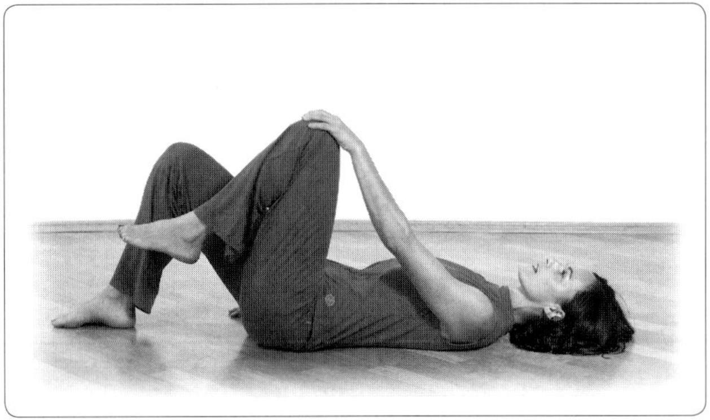

Außerordentlich effektive Übung zur Mobilisierung Ihrer Hüftgelenke bei gleichzeitiger Stabilisierung Ihrer tief liegenden Haltungsmuskulatur.

BEINKREISEN
leg circles

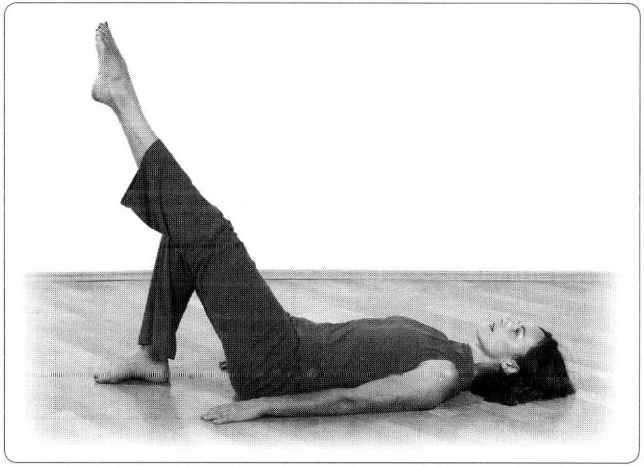

Bei dieser Übung für Ihre Beinmuskulatur trainieren Sie zusätzlich Ihre Zentrumsstabilität und natürliche Haltung. Ihre Hüftbeweglichkeit wird erhöht und die korrespondierenden Muskeln gekräftigt. Sehr empfehlenswert ist die Übung zum Aufwärmen und zum Training Ihrer Konzentrationsfähigkeit.

HÜFTE AUFROLLEN

spine curl ups

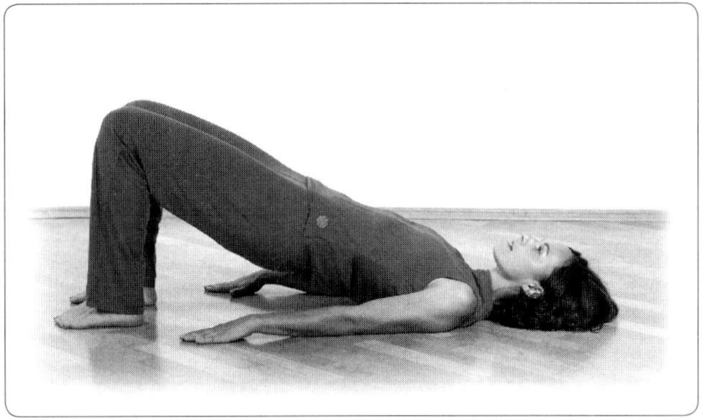

Damit mobilisieren Sie Ihre untere Wirbelsäule und trainieren Ihre Stützmuskulatur, besonders Ihren quer liegenden Bauchmuskel. Sie stärken und dehnen Ihre Hüftbeuger und Ihre Wirbelsäule. Die Übung eignet sich auch hervorragend zum Aufwärmen und zur Verbesserung Ihrer Körperwahrnehmungsfähigkeit.

Für Menschen, die viel stehen, fliegen, manuell arbeiten, fahren, segeln, rudern, Schi fahren, Rad fahren, Fußball, Tennis oder Golf spielen.

OBERKÖRPER AUFROLLEN
curl ups

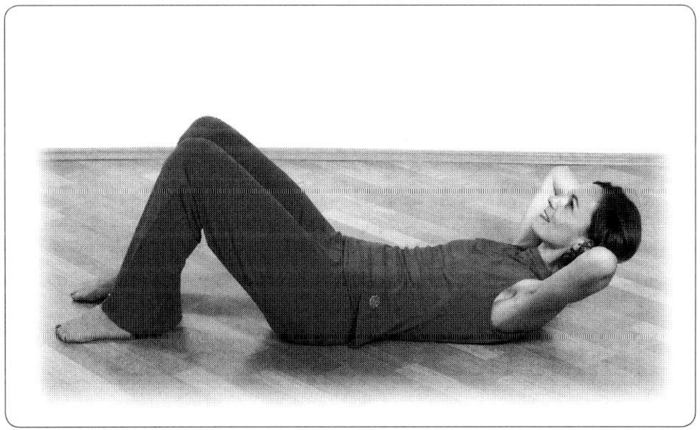

So trainieren Sie Ihren quer liegenden Bauchmuskel gemeinsam mit Ihren Nacken- und Armmuskeln.

Für Menschen, die viel manuell arbeiten, fliegen, fahren, rudern, laufen, Schi fahren, Golf spielen oder einen flachen Bauch haben wollen.

AUFROLLEN MIT SEITENDREHUNG

oblique curl ups

Damit trainieren Sie Ihre inneren und äußeren diagonalen Bauchmuskeln zusammen mit Ihrem quer liegenden Bauchmuskel sowie Ihre Nacken- und Armmuskeln.

Für Menschen, die viel fliegen, fahren, rudern, Schi fahren, Fußball, Tennis oder Golf spielen.

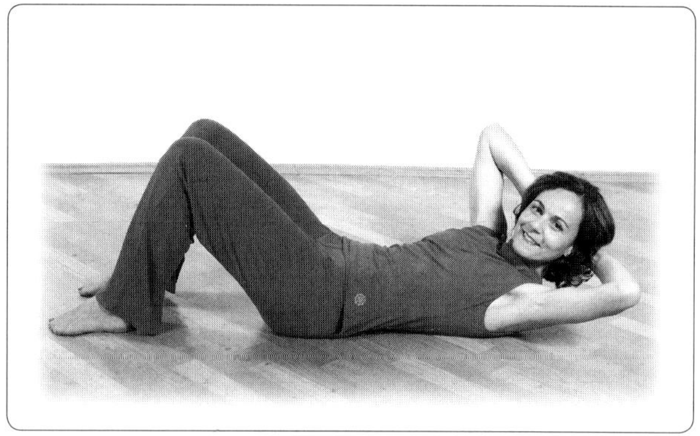

PILATES-BRÜCKE
bridge

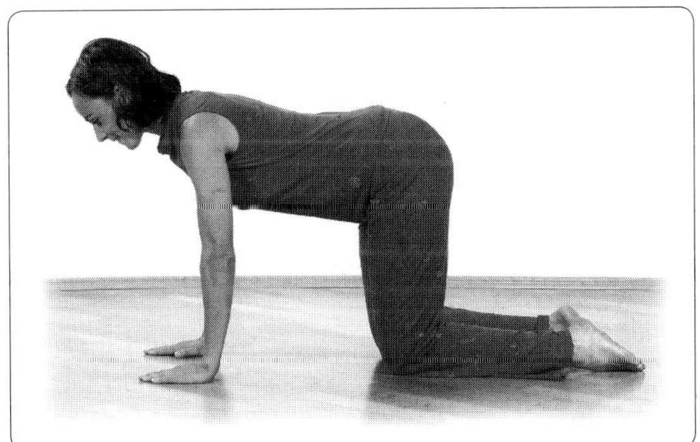

Diese Übung hilft Ihnen Ihre Beckenbodenmuskeln zu trainieren und gleichzeitig die Effektivität Ihrer Atmung und Ihrer Bauchmuskelaktivierung zu verbessern.

RUHEPOSITION

rest position

Hierbei handelt es sich um eine herrliche Dehn- und Entspannungsübung nach dem Training. Sehr empfehlenswert ist diese Übung nach dem Aufstehen oder vor dem Zu-Bett-Gehen.

Für Menschen, die viel stehen, fliegen, manuell arbeiten, fahren, segeln, rudern, laufen, Schi fahren, Rad fahren oder Fußball, Tennis sowie Golf spielen.

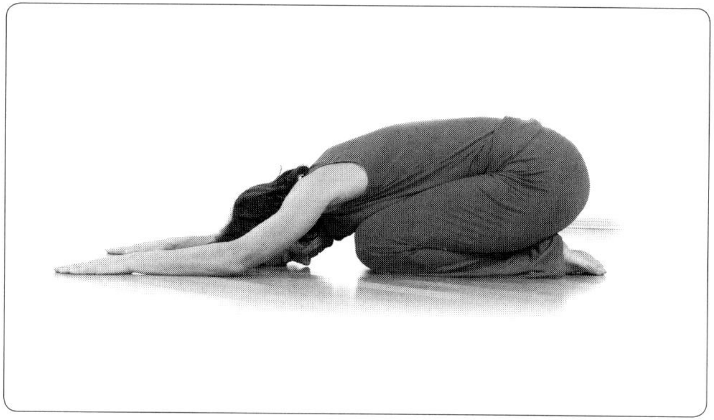

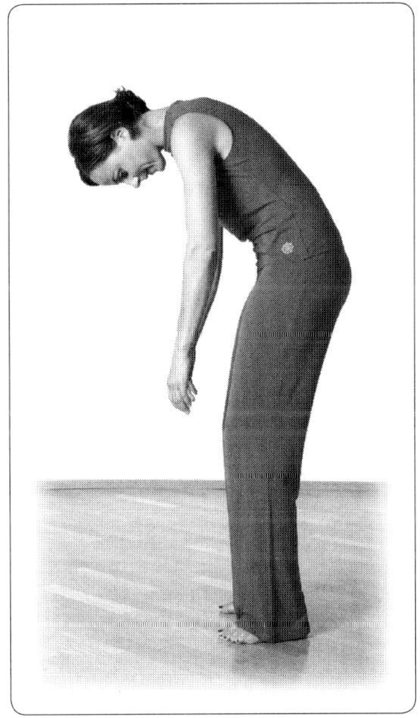

VORWÄRTS ABROLLEN
roll down

Mit dieser Übung entspannen und kräftigen Sie Ihren Nacken, Ihre Schultern, Arme und Beine sowie alle Bereiche Ihrer Wirbelsäule. Zusätzlich können Sie damit Ihre Atemtechnik verbessern und die tief liegenden Bauchmuskeln aktivieren. Es ist eine großartige Entspannungsübung für zwischendurch und um nach Bodenübungen wieder in den aufrechten Stand zu kommen.

Ideal für Menschen, die viel fliegen, fahren, sitzen, rudern, laufen Fußball, Tennis oder Golf spielen.

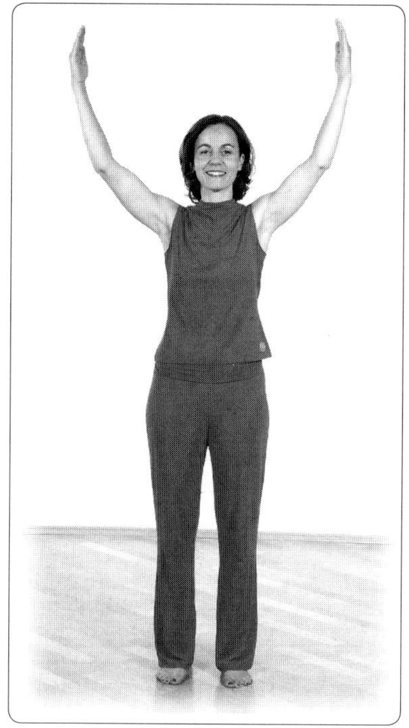

BEFLÜGELTE ARME
floating arms

Dadurch trainieren Sie Ihre Arm- und Schultermuskulatur, Ihre Koordinationsfähigkeit und Ihre Haltungsstabilität im Stehen. Diese Übung beflügelt und erinnert Sie, Ihre Konzentration, Atmung und Koordination in Ihren Alltag mitzunehmen.

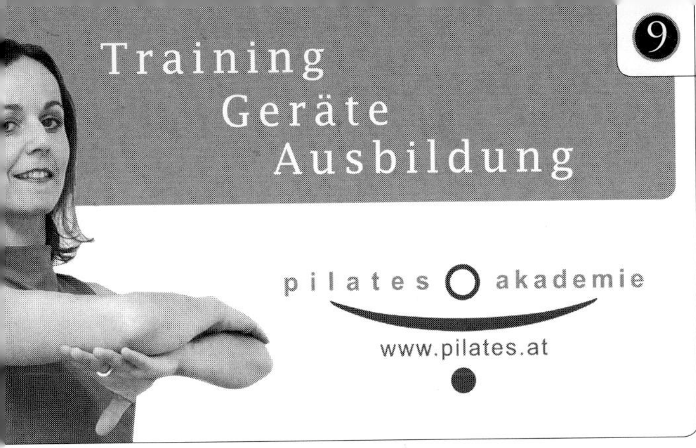

Trainingsgeräte

Alles, was Sie wirklich für Ihr Pilates-Training brauchen, ist ein dicker Teppich und ein gefaltetes kleines Handtuch. Ergänzend können Sie Ihre Übungen variieren durch empfehlenswerte Kleingeräte wie Elastikband für gezielte Dehnübungen, Pilates-Rolle für wunderbare Entspannung, Abdominis – zur Aktivierung Ihrer Bauch- und Haltungsmuskulatur. Diese Geräte finden Sie auch unter: **www.pilates.at**

Trainerverzeichnis und Ausbildungsmöglichkeiten

Das WIFI Wien bietet gemeinsam mit der »Pilates Akademie« eine dreiteilige Trainerausbildung mit Diplom an: **www.WIFI.at**

Eine aktuelle Liste der von der »Pilates Akademie« in Österreich ausgebildeten und zertifizierten Trainerinnen und Trainer finden Sie im Internet unter: **www.pilates.at**

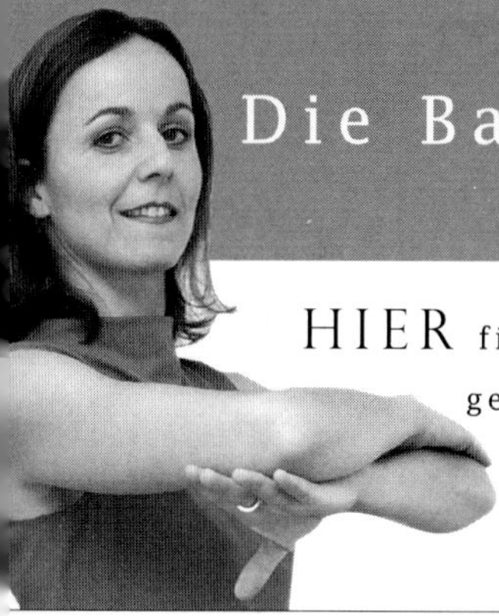

Die Basisübungen

HIER finden Sie nochmals zusammengefasst alle Basisübungen im Überblick.

8
RELAXATION POSITION

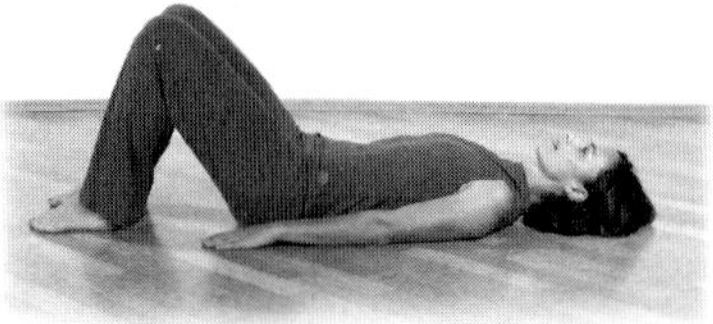

9
SLIDING LEGS

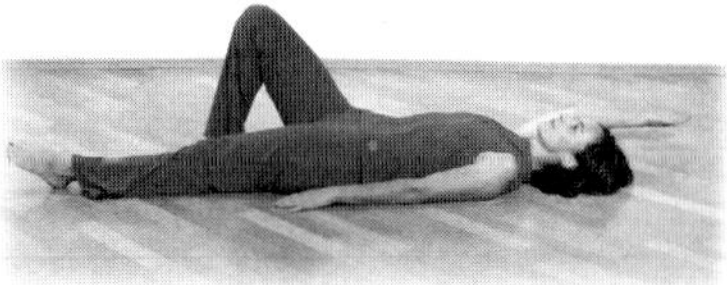

10
SHOULDER DROPS

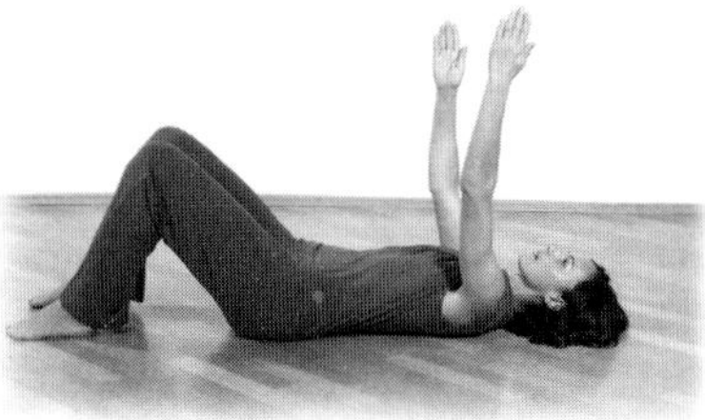

11
KNEE CIRCLES

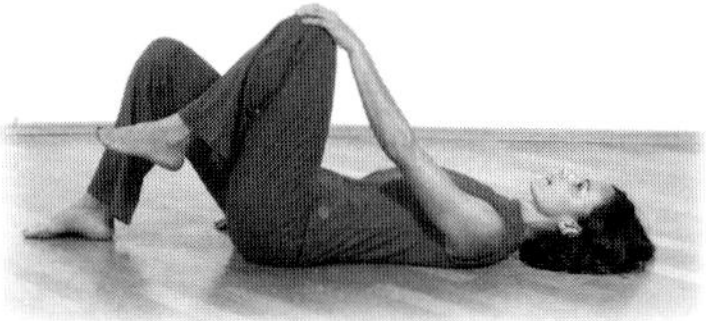

12
LEG CIRCLES

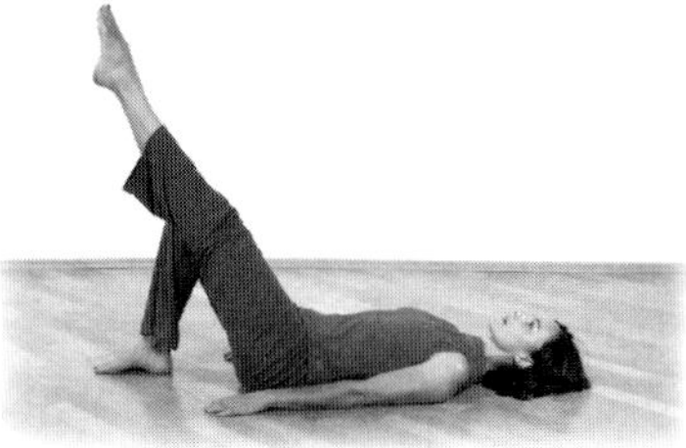

13
SPINE CURL UPS

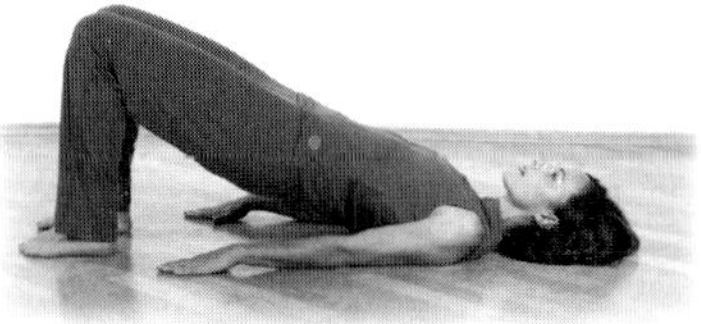

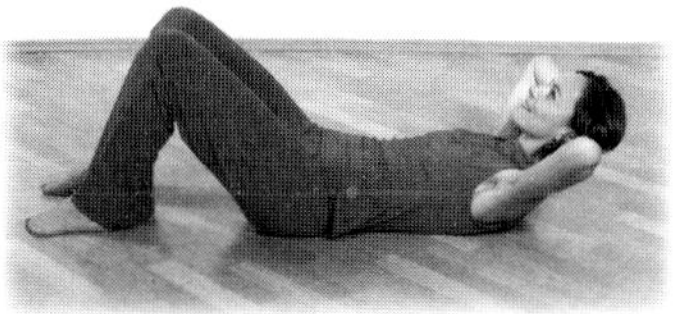

14
CURL UPS

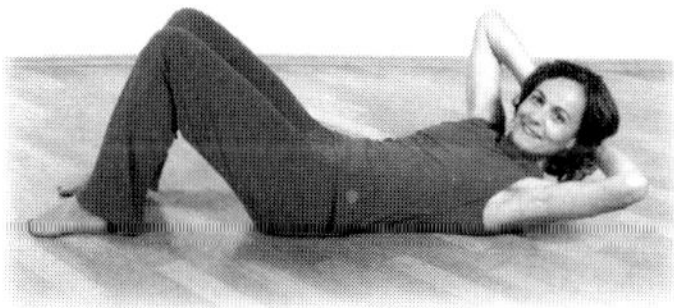

15
OBLIQUE CURL UPS

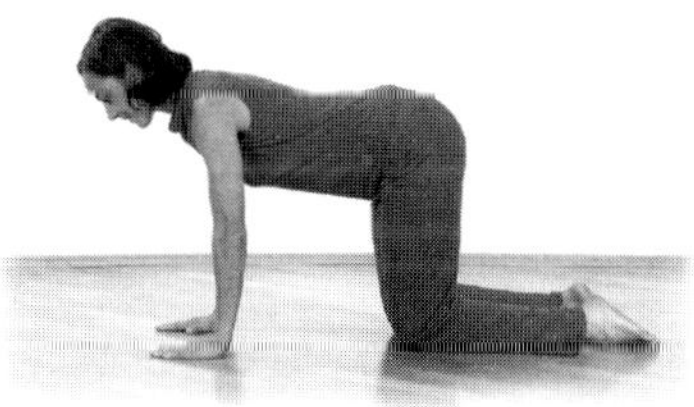

16
BRIDGE

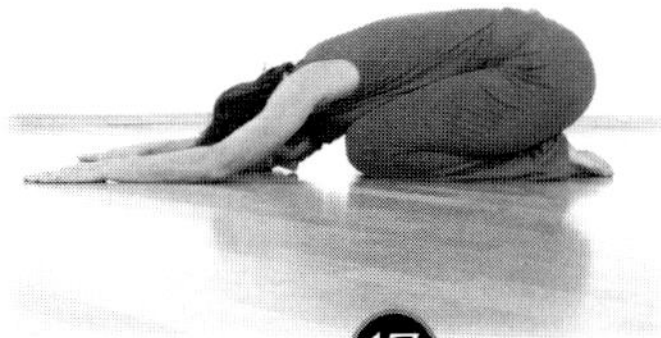

17
REST POSITION

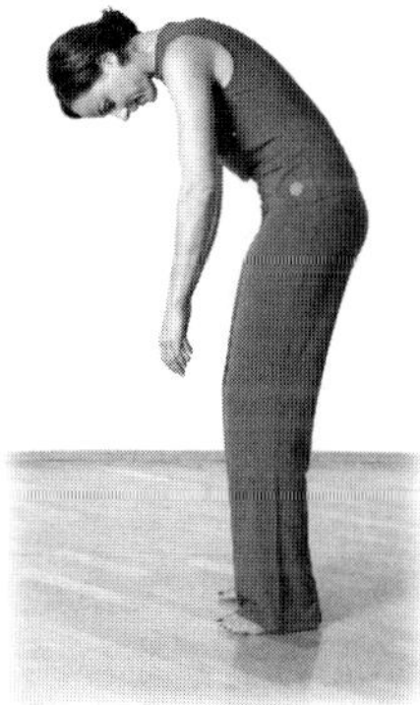

18
ROLL DOWN

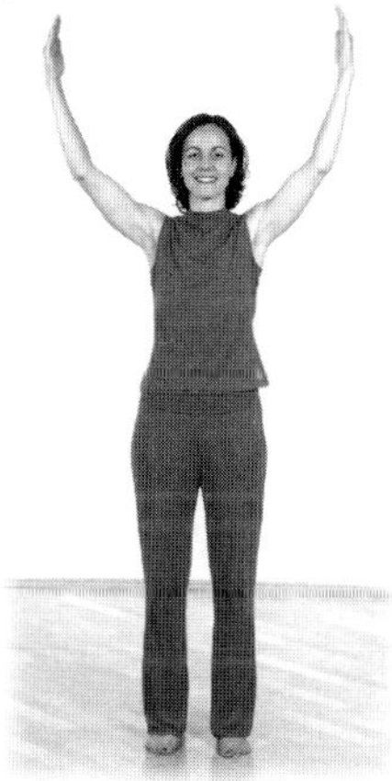

19
FLOATING ARMS

Die Autorin

Barbara Mayr ist Pilates-Trainerin und Lachtherapeutin. Sie studierte Hochbau an der Technischen Universität Wien. Seit ihrem Studium suchte sie Möglichkeiten, um Raum und Bewegung miteinander zu verbinden. Nach Abschluss ihrer Ziviltechnikerprüfung hatte sie als Projektleiterin Einfluss auf die Planung so bekannter Bauwerke wie das Café Gloriette in Schönbrunn oder den Spiegelwohnturm im Wiener Gasometer I. Entscheidend für ihre Konzentration auf Pilates war die Begegnung mit ihrem Pilates-Lehrer und Mentor Gordon Thomson in London im Jahre 1998. Seit ihrer Trainerausbildung bei »Body Control Pilates« in England leitet sie die »Pilates Akademie« in Wien.

Pilates Akademie
Jordangasse 7/3a
A-1010 Wien
Tel . +43 / 1 / 532 55 89
www.pilates.at

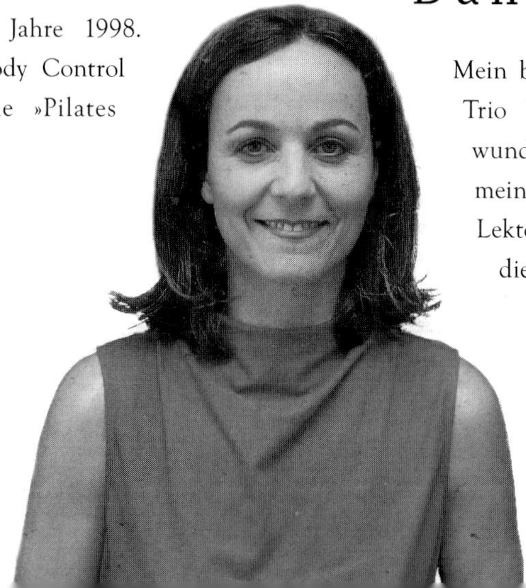

Danksagung

Mein besonderer Dank gilt Maria Rom und dem Trio Viennarte, www.trioviennarte.at für ihre wunderbare Musik, der Sprecherin Alena Baich, meinem Lehrer Gordon Thomson, meinen Lektoren und meinem Mann Stefan, ohne die dieses Buch nicht entstanden wäre.